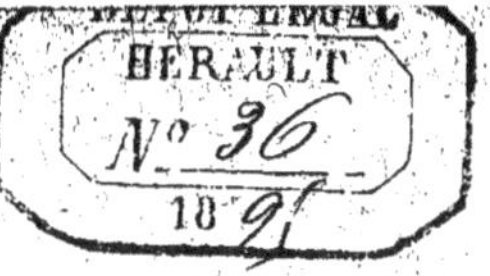

Docteur Albert MARTIN

DU MÉNINGISME DANS LA FIÈVRE TYPHOÏDE

MONTPELLIER
IMPRIMERIE CENTRALE DU MIDI
(HAMELIN FRÈRES)
1895

DU

MÉNINGISME

DANS

LA FIÈVRE TYPHOÏDE

PAR

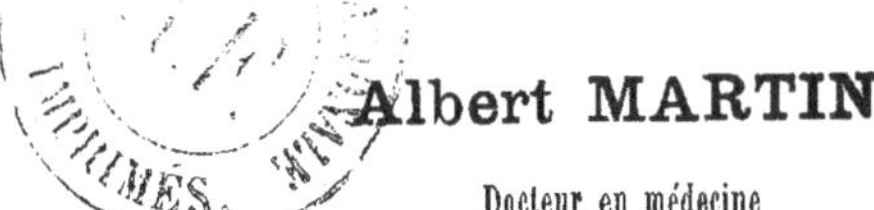

Albert MARTIN

Docteur en médecine

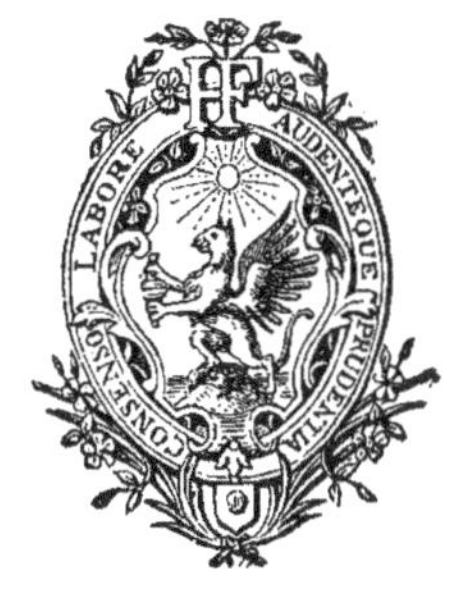

MONTPELLIER
IMPRIMERIE CENTRALE DU MIDI
(HAMELIN FRÈRES)

1895

PERSONNEL DE LA FACULTÉ

MM. MAIRET................. DOYEN
CARRIEU................ ASSESSEUR

PROFESSEURS

Clinique chirurgicale..............................	MM. DUBRUEIL (✻).
Id. SERRE (Ch. du c.)	
Hygiène....................................	BERTIN-SANS.
Clinique médicale............................	GRASSET (✻).
Clinique chirurgicale.........................	TEDENAT.
Clinique obstétricale et gynécologie	GRYNFELTT.
Anatomie pathologique........................	KIENER (✻).
Thérapeutique et matière médicale..............	HAMELIN (✻).
Anatomie...................................	PAULET (O. ✻ ✻).
Id. GILIS (Ch. du c.)	
Clinique médicale............................	CARRIEU.
Clinique des maladies mentales et nerveuses.......	MAIRET.
Physique médicale............................	IMBERT.
Botanique et histoire naturelle médicale	GRANEL.
Opérations et appareils........................	FORGUE.
Clinique ophtalmologique......................	TRUC.
Chimie médicale et pharmacie..................	VILLE.
Physiologie.................................	HEDON.
Histologie..................................	VIALLETON.
Pathologie interne...........................	N....
Id. RAUZIER (Ch. du c.)	
Médecine légale et toxicologie	N....
Id. DUCAMP (Ch. du c.)	

PROFESSEUR HONORAIRE : M. JAUMES.

CHARGÉS DE COURS COMPLÉMENTAIRES

Clinique annexe des maladies des enfants.	MM. BAUMEL, agrégé.
Accouchements	GERBAUD, agrégé.
Clinique ann. des mal. syphil. et cutanées..	BROUSSE, agrégé.
Clinique annexe des maladies des vieillards.	SARDA, agrégé.
Pathologie externe.....................	ESTOR, agrégé.
Histologie............................	DUCAMP, agrégé.

AGRÉGÉS EN EXERCICE :

MM. SERRE	MM. BROUSSE	MM. DUCAMP
BAUMEL	SARDA	RAUZIER
GERBAUD	ESTOR	LAPEYRE
GILIS	LECERCLE	MOITESSIER

MM. H. GOT, *secrétaire.*
F.-J. BLAISE, *secrétaire honoraire.*

EXAMINATEURS DE LA THÈSE :
MM. CARRIEU, *président.*
RAUZIER.
BAUMEL.
BROUSSE.

La Faculté de médecine de Montpellier déclare que les opinions émises dans les Dissertations qui lui sont présentées doivent être considérées comme propres à leur auteur ; qu'elle n'entend leur donner ni approbation, ni improbation.

A LA MÉMOIRE DE MON PÈRE

Regrets éternels !

A MA FAMILLE

A MES PARENTS

A MES AMIS

A. MARTIN.

A MON PRÉSIDENT DE THÈSE

MONSIEUR LE PROFESSEUR CARRIEU

A MESSIEURS LES PROFESSEURS

DE LA FACULTÉ DE MÉDECINE DE MONTPELLIER

MES SAVANTS MAITRES

A. MARTIN.

INTRODUCTION

La communication de M. Dupré sur le méningisme venait d'être faite à peine, au Congrès de médecine interne de Lyon (1), lorsque M. le professeur Grasset publia dans le *Montpellier médical* (2), une leçon clinique sur un cas de méningisme au cours d'une fièvre typhoïde anormale. La lecture de ce travail nous a suggéré l'idée de cette thèse.

Il nous a paru qu'à côté de l'étude d'ensemble de M. Dupré, il y avait place pour une monographie du méningisme typhique.

Ce n'est pas que nous espérions apporter quelque notion nouvelle : dire du nouveau en matière de fièvre typhoïde est chose difficile, sinon impossible, tant le sujet a été fouillé par tous les cliniciens. Depuis longtemps on connaît d'ailleurs ces formes paradoxales de méningites typhiques où la lésion est dissociée du syndrome.

Notre seul but dans ce modeste travail est de rappeler l'attention sur ces cas singuliers qui intéressent au plus haut point le clinicien, au double point de vue du diagnostic et du traitement.

(1) Octobre 1894.

(2) Année 1895, n°s 4 et 5. — *Méningisme dans le cours d'une fièvre typhoïde à marche anormale. — Erreur de diagnostic. — Autopsie.*

Si nous avons contribué à garder présente à l'esprit de nos lecteurs, comme nous l'avons nous-même, cette notion que le syndrome méningitique, évoluant au cours d'une dothiénentérie, n'est souvent que du méningisme, c'est-à-dire une maladie sans lésions qu'on doit traiter et qui peut guérir — nous croirons n'avoir pas fait œuvre inutile.

Il nous reste, avant d'aborder notre étude, à remercier M. le professeur Grasset qui a bien voulu nous autoriser à nous inspirer de sa publication, et à adresser l'expression de notre sincère gratitude à M. le professeur Carrieu, qui nous fait l'honneur de présider notre soutenance.

Nous y ajouterons l'assurance de notre profonde reconnaissance pour tous nos Maîtres de la Faculté de Montpellier, à qui nous devons notre instruction médicale.

Nos meilleurs remerciements enfin à M. J. Cavalié et à M. H. Villard, interne des hôpitaux de Montpellier, qui nous ont communiqué chacun une observation.

DU MÉNINGISME

DANS LA FIÈVRE TYPHOÏDE

CHAPITRE PREMIER

HISTORIQUE

Dans le méningisme, le *mot* et la *chose* ont leur histoire distincte.

A. Les faits.

Le méningisme typhique est bien décrit par Graves (cliniques médicales) : citations.

Période contemporaine : la connaissance du méningisme pneumonique, approfondie et étendue par Hutinel et son école, etc., aide à celle du méningisme typhique. — Citations des faits d'Hutinel, de Claisse, etc.

Observation de Tictine (syndrome méningitique intense avec lésions minimes). Cas de M. Grasset (voir in-extenso, page 18).

B. Le mot.

Créé à l'imitation du péritonisme de Gübler, par E. Dupré (de Paris).

Le Manuel de médecine. — Le Congrès de Lyon.

Dans cette question du méningisme, le mot et la chose ont une histoire distincte : le mot est tout récent, la chose est plus ancienne. L'un, introduit dans le vocabulaire médical par Dupré, date du *Manuel de médecine*, où il figure pour la première fois, et surtout du Congrès de Lyon, où il reçut pour ainsi dire sa consécration publique; l'autre — le fait — était de connaissance bien antérieure.

Cliniciens et anatomo-pathologistes n'ignoraient pas depuis longtemps l'existence de ces curieuses *méningites cliniques* sans *méningites anatomiques*, de ces cas où la symptomatologie complète de la méningite, trop saisissante pour être méconnue, n'est accompagnée à l'autopsie de lésion d'aucune espèce. Les écrits de Valleix, de Grisolle, de Cadet de Gassicourt, montrent bien que le fait les avait frappés. En ce qui concerne la méningite typhique sans lésions qui seule nous occupe ici, Graves manifeste son étonnement et appelle l'attention du lecteur avec insistance. Il relate (1) l'observation d'un jeune homme robuste, de bonne constitution, entré dans son service d'hôpital pour une fièvre typhoïde de forme ordinaire, de moyenne intensité, arrivée au septième ou huitième jour de son évolution. Le lendemain de son entrée se déclarèrent des phénomènes cérébraux intenses : délire, agitation ayant nécessité l'usage de la camisole de force, insomnie complète. Bientôt le coma succéda à l'ataxie et le malade mourut. A l'autopsie, peu ou pas de lésions : une légère opacité de l'arachnoïde à la base du cerveau ; une cuillerée à peu près de liquide transparent dans la cavité sous-arachnoïdienne.

Insistant sur cette absence de lésions à la suite d'un état méningitique si nettement caractérisé de par la clinique, Graves s'exprime ainsi : « J'appelle, dit-il, expressément et de toutes mes forces votre attention sur ces résultats, et je les soumets au contrôle de tous les élèves travailleurs. Un malade atteint de typhus est pris de symptômes qui sont regardés comme les phénomènes caractéristiques de la congestion et de l'inflammation cérébrales ; il meurt, emporté, selon toute apparence, par la violence même de ces accidents, et l'autopsie reste muette sur les lésions du cerveau. Dans le cas particulier

(1) Graves, *Leçons cliniques*, t. III, chapitre *Symptômes cérébraux du typhus fever*.

dont nous nous occupons, l'état du malade indiquait manifestement de l'inflammation, ou tout au moins de l'hyperhémie des centres nerveux, et, s'il n'y avait pas eu de symptômes typhiques, nous aurions dû nous attendre à trouver des traces non équivoques de phlegmasie. Il semble donc que la cause qui préside à l'évolution des accidents cérébraux du typhus ne se révèle par aucune lésion anatomique ; en d'autres termes, il faut qu'il existe en dehors de la congestion et de l'inflammation *une influence qui nous échappe.* J'ai déjà observé bien des faits de ce genre, et je suis pleinement convaincu maintenant que le délire du typhus fever n'est pas sous la dépendance exclusive des lésions inflammatoires du cerveau. »

Plus loin, revenant sur cette idée, il rapproche deux observations remarquables par l'identité des symptômes et la différence des résultats d'autopsie. Il s'agissait dans les deux cas de typhus grave avec délire, soubresauts de tendons, etc. L'identité du tableau symptomatique était complète : « Je défie, dit Graves, quiconque a comparé ces deux faits d'avoir pu saisir entre eux la moindre différence. Le délire, l'excitation nerveuse, l'insomnie, débutèrent de la même façon et suivirent la même marche chez les deux malades: tous deux eurent les pupilles contractées, de la mussitation et du délire, une absence complète du sommeil et des soubresauts de tendons ; chez tous les deux les symptômes cérébraux aboutirent au coma et à la mort.

Eh bien ! mettez en regard de cette identité parfaite dans les symptômes la différence profonde des lésions : *Chez l'un, altération généralisée des méninges, exsudation à la surface du cerveau, hyperhémie intense ; chez l'autre, aucune modification appréciable, rien qui s'éloigne de l'état normal.* » Il rappelle à ce propos des faits analogues observés dans la scarlatine : « Nous nous heurtons contre la même difficulté dans beaucoup de cas de scarlatine. Chez les malades qui ont succombé à la violence des phénomènes cérébraux, nous trouvons les centres nerveux dans des conditions très dissemblables : tantôt il existe une lésion évidente et mortelle ; ailleurs on ne trouve que quelques traces de congestion, complètement insuffisantes pour rendre compte des phénomènes observés ; *d'autres fois enfin, le cerveau est complètement sain.* »

La connaissance du méningisme typhique qui apparaît si nettement dans les écrits de Graves bénéficie, dans une période plus voisine de nous, des faits nombreux de méningisme pneumonique apportés par les auteurs. Il s'est constitué, sur cette question, une littérature toute récente qui comprend les noms d'Hutinel, de Belfanti, d'Auscher, de Boulay, de Dupré, de Claisse, de Guinon, etc.

Hutinel (1) décrit des phénomènes méningitiques suivis de guérison au cours des pneumonies des enfants. Il cite l'observation d'un enfant de onze ans amené dans son service le 17 février 1890, ayant la face congestionnée, la peau chaude avec du délire et des hallucinations de la vue et de l'ouïe. Trois jours auparavant, il avait été pris d'un frisson unique, violent, bientôt suivi de fièvre et de vomissements. A son entrée, il présentait une raideur presque tétanique des membres, du cou et des lombes, sans trismus ni inégalité pupillaire. La respiration était fréquente, mais on ne percevait à l'auscultation que quelques râles sibilants. Successivement, on vit apparaître un point de pneumonie au sommet droit, puis une éruption généralisée de purpura, de l'herpès au menton, de l'endocardite et, plus tard enfin, une pleurésie suppurée de la base droite. Concurremment avec ces différentes localisations de l'infection, *on observa pendant six jours de la contracture, du strabisme, de la photophobie, des hallucinations, du délire, de l'hyperesthésie cutanée, des irrégularités du pouls, de l'inégalité pupillaire*, et, pendant trois semaines, une para-

(1) *Semaine médicale*, 22 juin 1892.

lysie du voile du palais qui fut le dernier symptôme à disparaître. *L'enfant guérit complètement.*

Mais ce n'est là, à tout prendre, que du méningisme supposé, car le fait de la guérison n'implique pas nécessairement l'absence de lésions, et n'autorise même pas à supposer des lésions légères et fugaces, car la régression de lésions avancées est possible quoique rare. Voici des faits certains de méningisme, puisqu'ils ont la garantie de l'autopsie.

Belfanti rapporte le cas d'un sujet qui, dans une pneumonie, avait présenté une raideur tétanique du cou et des membres, et ne montra à l'autopsie « ni inflammation méningée ni exsudat riche en pneumocoques. »

Auscher parle d'un enfant qui avait présenté des attaques épileptiformes subintrantes au cours d'une broncho-pneumonie, et dont les méninges furent trouvées à l'autopsie parfaitement saines.

Paul Claisse (1) apporte une notion nouvelle : l'absence de microorganismes dans le liquide céphalo-rachidien. Il convient, en raison de l'importance de cette donnée, de citer in-extenso son observation.

Méningisme au cours d'une pneumonie

Un enfant de trois ans et demi entre, le 20 juin 1892, à l'infirmerie de l'hospice des Enfants-Assistés (service de M. le docteur Hutinel). Depuis plusieurs jours, il toussait un peu ; la veille, il a eu un léger état fébrile.

On trouve à l'auscultation un foyer broncho-pneumonique de la base gauche.

T.: matin, 39°4 ; soir, 39°8.

(1) *Presse médicale*, 6 janvier 1894.

21 juin. — La lésion pulmonaire s'est étendue. Bon état général.

T.: matin, 39°2 ; soir, 40°.

22. — L'enfant a vomi à plusieurs reprises. Depuis la veille au soir, il a poussé de fréquents gémissements et il a eu plusieurs convulsions ; on note une photophobie très manifeste. La constipation est absolue depuis le début de la maladie.

Il existe un second foyer broncho-pneumonique dans la partie moyenne du poumon droit. Le pouls est rapide et régulier.

T.: matin, 39°2; soir, 39°8.

23. — Les convulsions se sont reproduites. Il existe un strabisme convergent très net. L'enfant a les poings fermés en pronation forcée. Les mâchoires sont serrées, la nuque est raide. On produit facilement la raie méningitique.

T.: matin,39°4; soir, 40°2.

24. — État stationnaire. Les pupilles sont resserrées ; ce myosis est inégal, plus prononcé à droite.

T.: matin, 38°6 ; soir, 39°8.

25. — Les muscles raidis se sont détendus. L'enfant reste inerte, respire irrégulièrement.

Le pouls, toujours très rapide, est devenu irrégulier.

26. — État comateux. L'enfant meurt dans l'après-midi.

AUTOPSIE

Poumons. — On constate la présence de deux foyers hépatisés, l'un à la base gauche, l'autre dans le lobe moyen du poumon droit.

Méninges. — A part une hyperhémie modérée, les méninges sont normales et ne présentent pas de lésions inflammatoires. Le liquide céphalo-rachidien est en assez grande abondance, mais parfaitement limpide.

EXAMEN BACTÉRIOLOGIQUE

1° *Poumons.* — L'examen bactériologique, dans le détail duquel il est inutile d'entrer ici, montre qu'il s'agit d'une broncho-pneumonie à pneumocoques.

2° *Méninges.* — Un peu de liquide céphalo-rachidien, recueilli dans une pipette stérile, est soumis à une triple vérification.

a) Examen sur lamelles ;

b) Ensemencement en bouillon, sur agar et sur gélatine ;

c) Inoculation à une souris blanche.

Sur les lamelles colorées par divers réactifs, on ne trouve pas de bactéries.

Les milieux de culture restent stériles. La souris ne meurt pas. *Le liquide examiné est donc aseptique.*

On voit tout l'intérêt de cette autopsie venant confirmer le diagnostic de pneumonie et démentir celui de méningite, et l'importance de l'examen bactériologique faisant une double révélation parallèle à la précédente, à savoir la présence de pneumocoques dans les foyers hépatisés et la stérilité absolue du liquide céphalo-rachidien, attestée par l'ensemencement et l'inoculation.

Le méningisme pneumonique étant mieux connu, les faits analogues observés dans la fièvre typhoïde ne passaient point inaperçus. Bien que beaucoup plus difficiles à noter, en raison de la confusion possible entre les symptômes de la méningite et de la fièvre typhoïde elle-même, et par conséquent plus rarement décrits, il est possible d'en relever quelques-uns dans les auteurs.

Il paraît que Freyhan (1) en rapporte certains dans une

(1) *Deut. med. Wochen.*, année 1888.

étude assez longue sur les complications méningées de la fièvre typhoïde. Notre ignorance de la langue allemande ne nous a pas permis de les reproduire en ce travail.

Nous avons cru trouver un fait de méningisme typhique dans un article du docteur J. Tictine (1) (d'Odessa). Le voici brièvement résumé.

Malade souffrant depuis dix jours. Nous le trouvons dans un état d'affaiblissement extrême, sans connaissance, poussant des gémissements violents, les lèvres se contractant convulsivement et les yeux clignotant. Les pupilles sont fortement dilatées; la langue sèche, rouge brunâtre; l'abdomen enfoncé. Le malade est constipé et urine sous lui. La rate est augmentée de volume. L'auscultation du poumon fait entendre les râles sous-crépitants de l'œdème. Le pouls est filiforme et marque 150 pulsations à la minute.

Sur les deux régions fessières se trouvent des taches rouges. La température est de 40°6 le matin, de 41°3 le soir. — Persistance de cet état grave jusqu'à la mort.

Autopsie. — (Pratiquée par le docteur Chentzinsky).

Cerveau et méninges. — Le diploé des os crâniens, la dure-mère et la pie-mère sont hyperémiés. Dans la direction des vaisseaux de la pie-mère, on aperçoit des plaques opalines, la pie-mère est très œdématiée et s'enlève assez difficilement, car ses vaisseaux sont très serrés entre les circonvolutions cérébrales. Les corpuscules de Paccioni sont très développés. La substance cérébrale très œdématiée présente une teinte rose pâle, surtout au niveau de la couche corticale des lobes frontaux. Sur la surface de la coupe du cerveau, on re-

(1) *Contribution à l'étude des méningites et des abcès produits par le bacille de la fièvre typhoïde.* — Archives de médecine expérimentale, 1er janvier 1894.

marque une masse de petits points sanguins apparaissant lentement après le lavage. Dans les ventricules latéraux se trouve une petite quantité d'un liquide séreux. La substance des ganglions cérébraux, de la moelle allongée et du cervelet est pâle.

Diagnostic anatomo-pathologique : Fièvre typhoïde; hyperémie et œdème des méninges et du cerveau ; hyperémie des poumons.

Examen : 1° Anatomo-pathologique : Sur soixante-douze coupes de cerveau et de la pie-mère parmi quatre-vingts que nous avions pratiquées, nous avons constaté la présence de bacilles se rapprochant par leur aspect du bacille de la fièvre typhoïde : ces bacilles siégeaient dans la pie-mère tantôt isolément, tantôt par petits groupes de quatre à six microbes.

Les ensemencements du cerveau ont donné des cultures pures de bacilles, identiques, d'après leurs caractères, au bacille de la fièvre typhoïde.

On s'étonnera peut-être de nous voir citer cette observation comme un cas de méningisme typhique. Les lésions cérébro-méningées, trouvées à l'autopsie, pourraient être interprétées, en effet, comme le premier degré de la méningite proprement dite, et la présence des bacilles d'Eberth dans le cerveau serait pour confirmer cette interprétation. Il pourrait s'agir alors de ce que Ziegler appelle « lepto-méningite aiguë séreuse » (lepto-meningitis acuta serosa), qui serait alors ou bien une variété pathologique indépendante ou un des stades de développement de la méningite purulente qui aurait pu survenir dans la suite. Nous sommes obligés de reconnaître la valeur de cette objection ; nous maintenons cependant notre citation comme un exemple de syndrome méningitique très accusé accompagné de lésions méningées minimes, qui constitue une sorte de moyen terme entre la méningite bien caractérisé anatomiquement et le méningisme pur.

On trouve des faits mieux caractérisés auxquels Adenot fait allusion dans une revue générale de la *Gazette des hôpitaux* (1). Nous aurions peut-être pu en réunir un certain nombre en feuilletant les divers périodiques médicaux. Nous avons pensé que le seul cas observé dans le service de M. le professeur Grasset — que nous rapportons plus loin — suffisait pour établir ce travail, dont l'ambition bien modeste est d'attirer l'attention sur des cas d'un diagnostic difficile, dont la connaissance importe essentiellement au praticien. — C'est presque, en effet, d'après ce seul cas que nous faisons l'histoire du méningisme typhique, mais il nous a paru qu'on en pouvait tirer toutes les considérations nécessaires.

Voilà donc un rapide aperçu historique de ces faits paradoxaux de méningite clinique sans méningite anatomique, observés au cours de certaines maladies la plupart infectieuses, et en particulier de la fièvre typhoïde.

Nous avons dit que le mot *méningisme* avait aussi son histoire. Longtemps, en effet, ces méningites sans lésions furent qualifiées de fausses méningites ou appelées *pseudo-méningites*, pour rappeler, comme par les termes de pseudo-péritonites, de pseudo-tabes, etc., la dissociation paradoxale du syndrome et de la lésion.

Mais, depuis quelque temps, le mot de pseudo-péritonite avait disparu de la terminologie médicale, et Gübler l'avait remplacé par le terme de péritonisme. Dupré, à l'imitation de Gübler, propose, pour remplacer pseudo-méningite, l'appellation de *méningisme*. C'est dans le *Manuel de médecine* (2) qu'il lance le mot; il le répète au Congrès de médecine interne

(1) *Méningites microbiennes*, 1890, n° 74.

(2) *Manuel de médecine* de Debove et Achard, tome III, pages 116 et 117.

de Lyon (octobre 1894), en l'appuyant sur les divers arguments que Gübler avait déjà fait valoir pour le péritonisme. « Le terme de méningisme, dit-il, a l'avantage d'isoler la lésion du symptôme et de réserver une formule spéciale pour une catégorie spéciale de faits : ceux où des influences nerveuses, d'ordre infectieux, toxique ou réflexe, mettent en jeu la série des symptômes ordinairement provoqués par une lésion inflammatoire directe. » Je propose donc de désigner du nom de méningisme l'ensemble des symptômes éveillés par la souffrance des zones méningo-corticales et indépendants de toute altération anatomo-pathologique durable.

Le mot nouveau reçut du Congrès une approbation unanime dont M. Potain se fit l'interprète en disant « qu'il n'y a pas en pathologie de fausses maladies, mais seulement de fausses dénominations, et que le terme de méningisme doit se substituer désormais dans la terminologie médicale à celui de pseudo-méningite. »

M. Grasset (1), approuvant la déclaration de M. Potain, ajoute : « Cela est vrai ; je me suis déjà élevé contre ces désignations à propos des pseudo-tabes, quand je concluais de mon étude à la suppression du groupe des pseudo-tabes, qu'il faudra démembrer en tabes vrais et fugaces d'un côté, en névroses simulatrices et en névrites de l'autre. »

Le terme de méningisme lancé par Dupré, publiquement consacré au Congrès de Lyon, approuvé par l'unanimité des cliniciens, sera seul usité désormais dans le langage médical. Pour nous, nous n'en emploierons pas d'autres, et nous désignerons de *méningisme typhique* le syndrome méningitique évoluant au cours de la fièvre typhoïde sans lésion anatomique à l'autopsie.

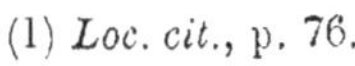
(1) *Loc. cit.*, p. 76.

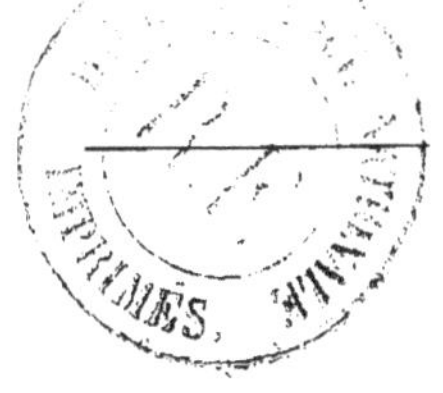

CHAPITRE II

OBSERVATIONS

OBSERVATION I

(Recueillie dans le service de M. le professeur Grasset, à l'hôpital Saint-Éloi Suburbain, et communiquée par M. J. Cavalié.)

Méningisme dans le cours d'une fièvre typhoïde à marche anormale

Claude F..., trente ans, cultivateur, entré le 14 novembre, salle Fouquet, n° 26, décédé le 23 novembre 1894.

15 novembre. — Ce malade, arrivé à l'hôpital dans l'après-midi du 14 novembre, est examiné pour la première fois à la visite du 15. Il est somnolent, hébété, répondant fort mal ou pas du tout aux questions ; quand on insiste, il bégaie quelques réponses incohérentes dans lesquelles domine la tristesse : dès les premiers mots, il se déclare perdu et il ne fait que le répéter en pleurant, quand on le presse de questions sur le pays d'où il vient, le métier qu'il faisait, le mal dont il souffre. On n'a aucun renseignement sur son compte : on sait seulement qu'il est arrivé à l'hôpital tout seul et à pied (l'hôpital Suburbain est à plus d'un kilomètre de la ville), qu'il paraissait exténué de fatigue, et que cependant il a pu se déshabiller et se mettre au lit sans aucune aide.

La température, prise aussitôt à son entrée, était de 37°5. Ce matin, il a encore 37°5. (Voir la courbe thermique, p. 22.)

La nuit a été bonne, le malade n'a pas attiré l'attention du veilleur et a paru dormir d'un sommeil très calme.

A l'examen des divers appareils, on ne trouve aucun symptôme positif, sauf un peu de rudesse respiratoire généralisée. On est frappé seulement de l'extrême dépression intellectuelle du malade ; mais, dans l'ignorance de sa valeur psychique habituelle, on ne s'arrête pas trop à cette constatation.

L'apyrexie et l'absence de lésions organiques font songer à la grippe : on met le malade en observation, sans rien prescrire.

Dans la journée, le malade reste apyrétique (37° le soir), il est calme, silencieux et ne se plaint de rien. Il a seulement quelques selles diarrhéiques.

16. — Apyrexie persistante : 37°1. L'hébétude est toujours très prononcée.

Urines :	Quantité	450 cent. cubes
	Densité.	1,027 —
	Urée	24,7 par litre
	Traces d'albumine.	

17. — L'attention est fixée sur le malade d'une manière beaucoup plus sérieuse : la nuit a été très agitée, il a eu un délire violent, criant qu'on l'assassinait, qu'il était perdu, etc. De plus, la température est montée hier soir à 38°7, et se maintient ce matin à 38°8. Reprise à la visite, elle est de 38°3. Le malade est baigné de sueurs. On pense immédiatement à un accès de fièvre, dont la température 38°7 marquerait le début, dont le maximum thermique aurait coïncidé avec le délire violent de la nuit et qui est actuellement en défervescence, comme l'indiquent la température 38°3 et les sueurs profuses.

Ce diagnostic d'accès intermittent conduit à un nouvel examen des viscères : on ne trouve rien nulle part ; le foie en particulier a son volume normal, mais la rate déborde un peu les fausses côtes. On conclut cependant au paludisme, et on prescrit 1 gramme de bromhydrate de quinine *illico*. Le malade se refusant à le prendre en cachets, on le lui administre en injection hypodermique.

La journée est mauvaise : la prostration est grande ; la température, un moment descendue à 38°3, remonte à 39°1.

18. — La défervescence s'est produite : le matin, 37°9 ; le soir, 37°. L'hébétude persiste. Le malade, dans un moment de lucidité, a fait connaître qu'il a été soldat en Algérie pendant plusieurs années.

Traitement : bromhydrate de quinine, 1 gramme en injection hypodermique, lavement purgatif.

19. — L'apyrexie persiste toute la journée : 37°1 le matin, 37°2 le soir.

Cependant l'état cérébral s'est aggravé. L'affaissement intellectuel est devenu une sorte de coma ou de léthargie ; le malade est couché sur le dos, semblant dormir, insensible à toute excitation extérieure ; il présente une vraie et complète anesthésie cutanée : on traverse des plis de peau en entier avec des épingles mal pointues sans obtenir la moindre réaction. Les conjonctives sont insensibles, les pupilles contractiles, mais paresseuses. Les membres inférieurs sont contracturés : si on soulève la cuisse, le membre entier se redresse, raidi et étendu, et c'est seulement après quelques minutes que la pesanteur fait fléchir la jambe et tomber le pied.

Il n'y a pas de paralysie localisée. Il est très facile de déterminer sur l'abdomen la raie méningitique ; elle est très manifeste, large et persistante. Le pouls bat 82 ; on note l'affaiblissement du premier bruit du cœur. Les selles sont normales.

On pose le diagnostic de méningite paludéenne.

Traitement : vésicatoires au chloral à appliquer sur les mollets.

Suspendre la quinine.

20. — Une brusque ascension thermique s'est produite ce matin : de 37°2 (température du 19 soir) la température s'est élevée à 40°1.

A la visite, le thermomètre accuse 39° en moins de cinq minutes.

Le diagnostic de paludisme paraît se confirmer. On se croit en présence d'un nouvel accès. On est frappé cependant de la périodicité bizarre des accès, que l'on veut expliquer par des accès subintrants perturbés par la quinine, et l'on souligne tout particulièrement le défaut de parallélisme entre les phénomènes cérébraux et la fièvre. Hier, dans l'apyrexie, le malade était plus abattu qu'aujourd'hui ; il est un peu plus éveillé ce matin, mais encore bien déprimé : le pouls est rapide et très mou, le cœur très affaibli, la raie méningitique est aussi nette qu'hier. La déglutition est embarrassée : soit à la visite, soit dans la journée, on a beaucoup de peine à lui faire avaler un peu de lait qu'il rejette.

Dans l'après-midi et le soir, la température reste élevée : 39°6 et 40°5. La nuit, le délire redevient plus violent que jamais : à partir de neuf ou dix heures du soir, le malade se met à prononcer des paroles sans suite, où l'on distingue les mots: *perdu*, *assassiné*, *empoisonné*, puis il cherche à se lever, et on doit le retenir par force dans son lit.

21. — L'état s'est encore aggravé : le pouls est imperceptible, le cœur rapide et très faible, la prostration est extrême : le malade est couché le buste en dehors du lit, appuyé sur sa table de nuit, les bras ballants ; les pupilles sont insensibles à la lumière ; il aurait eu, d'après la sœur, des convulsions la nuit dernière et se serait mordu la langue.

On fait une injection d'éther. T.: matin, 40°2 ; soir, 35°8.

23. — La température est descendue encore (35°5), l'état comateux persiste; dans la nuit, le malade a été agité, a es-

sayé de se lever ; les sueurs, qui étaient très abondantes depuis son entrée, sont supprimées depuis hier. Le malade ne reconnaît personne.

On trouve la vessie distendue. L'urine retirée par la sonde est analysée ; l'analyse donne les chiffres suivants :

Quantité	700 cent. cubes.
Densité.	1,022
Urée.	33,4 par litre.
Chlorures.	1,50
Traces d'albumine.	

On prescrit : lavement de peptone, injections de caféine et d'éther.

Le soir, la température monte à 38° ; la nuit est agitée et le malade meurt le lendemain 23 novembre, à quatre heures du matin.

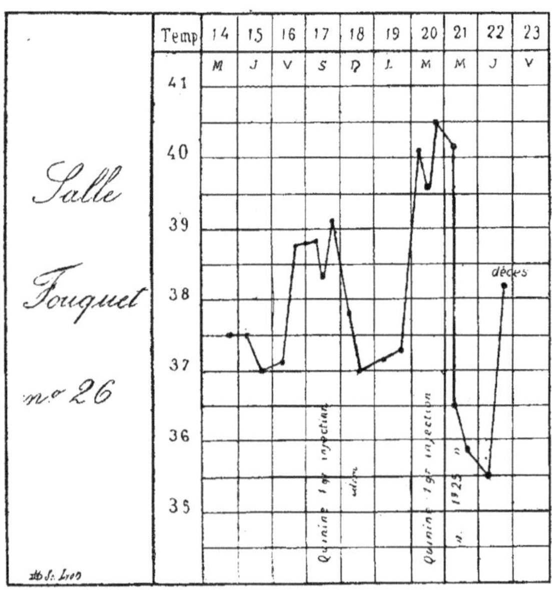

AUTOPSIE

(Extrait des registres de M. le professeur Kiener, tome V, page 45, numéro d'ordre 370.)

Intestin. — Sur une longueur de 70 centimètres à partir de la valvule, existent à l'iléon quelques plaques de Peyer à divers degrés d'altération. Au voisinage de la valvule, plusieurs larges ulcères, complètement détergés, dont le fond est constitué par la musculeuse, et dont les bords sont taillés en pente douce et régulière. Plus loin, on voit deux ou trois plaques de Peyer, notablement tuméfiées, de coloration rouge lie de vin et creusées d'un ulcère en voie d'agrandissement.

Adénopathie mésentérique. — Dans la région iléo-cœcale, le mésentère renferme de nombreux ganglions gros comme des noisettes, rouge sombre et très ramollis.

La *rate*, doublée de volume, pèse 280 grammes; elle est rouge sombre et molle. Il existe une petite rate supplémentaire grosse comme une petite noix, et le bord correspondant de la rate présente une sorte de lobulation due à de profondes incisures.

Le *foie*, volumineux, pèse 1,480 grammes : mou, à bords mousses, pâle, onctueux au toucher, avec des dilatations vasculaires stasiques. — Stéatose notable.

Les *reins* sont assez volumineux, congestionnés. L'un d'eux seulement a été pesé. Poids, 150 grammes.

Le *cœur* présente une notable dilatation du ventricule droit, sans lésions vasculaires. Il pèse 280 grammes. Sa consistance est normale. On remarque seulement que les surfaces de section sont saignantes (stase).

Poumons. — Toutes les parties antérieures des deux poumons sont comme insufflées. Les parties postérieures sont, au contraire, atteintes d'hypostase avec splénisation.

A la partie supérieure et postérieure du lobe supérieur gauche, existent plusieurs foyers formant un ensemble gros comme une pomme, dans lesquels la consistance est celle de l'hépatisation, et où l'inflammation semble accompagner la stase.

Encéphale. — Poids, 1,350 grammes.

Congestion intense des méninges et du cerveau. Œdème sous-arachnoïdien. *Pas de vestige d'inflammation.* Bonne consistance du cerveau.

Conclusion. — Fièvre typhoïde ambulatoire paraissant arrivée à la fin du deuxième septenaire, chez un homme de trente-six ans non alcoolique, et manifestant brusquement une malignité caractérisée par de grandes perturbations thermiques, la faiblesse cardiaque, l'emphysème, la stase générale et une stupeur comateuse qui avait fait porter le diagnostic de méningite.

L'observation qu'on vient de lire est complexe : c'est une double histoire dont chaque élément a donné lieu à une erreur de diagnostic, à savoir une fièvre typhoïde méconnue au lit du malade et révélée seulement par l'autopsie, et du méningisme pris pour de la méningite. Le diagnostic clinique était : *méningite de cause indéterminée*, la constatation posthume fut : *fièvre typhoïde sans méningite*, et le rapprochement de ces deux données conclut : *méningisme typhique.* Ce n'est que ce second élément de l'observation que nous retenons en ce moment : le fait de la fièvre typhoïde latente ne nous occupera qu'en seconde ligne.

La réalité de ce méningisme est évidente : nous avons eu sous les yeux le syndrome méningitique le plus net et le plus complet : délire, agitation, succédant à un état de paresse intellectuelle et de torpeur qui s'aggrave par degrés jusqu'au coma quasi-léthargique, — anesthésie de la peau et des muqueuses (abolition du réflexe conjonctival), — paresse pupillaire, — raideur et contractures musculaires, — troubles vasomoteurs (raie méningitique), — paresse vésicale et constipation, — rien ne manque au tableau habituel de la méningite, et l'on comprend que, pendant toute la durée de la maladie, le diagnostic clinique de méningite se soit imposé à l'esprit de la façon la plus pressante. Des hésitations diagnostiques que justifiait la marche singulière de la température, cette seule certitude se dégageait : l'existence d'une méningite ; — sa nature seule était indécise. Après avoir longtemps pensé au paludisme, en raison des brusques fusées thermiques que la quinine paraissait d'abord influencer, on avait dû abandonner cette hypothèse en raison de l'irrégularité — par trop étrange — de ces poussées de température et de l'inaction définitivement établie de la quinine.

L'autopsie vint renverser ce diagnostic de méningite qui paraissait si légitime : il n'y avait, en effet, aucune lésion méningée, et le bulletin nécropsique porte seulement : « Poids du cerveau, 1,350 grammes. — Congestion intense des méninges et du cerveau, œdème sous-arachnoïdien, *pas de vestige d'inflammation*. Bonne consistance du cerveau. »

Il n'y avait donc pas de méningite à l'autopsie, et le rapprochement de ces deux données : syndrome méningitique, absence de lésion méningée, imposait le diagnostic rétrospectif de *méningisme*.

Le diagnostic de fond se dégageait aussi nettement de l'autopsie : il s'agissait d'une maladie non diagnostiquée au lit du malade, la fièvre typhoïde, qui avait laissé dans l'intestin son empreinte spécifique :

« Sur une longueur de 70 centimètres, à partir de la valvule iléo-cœcale — et en remontant — existent à l'iléon quelques plaques de Peyer à divers degrés d'altération.

» Au voisinage de la valvule, on voit plusieurs larges ulcères complètement détergés dont le fond est constitué par la musculeuse et dont les bords sont taillés en pente douce et réguliers. Plus loin, on voit deux ou trois plaques notablement tuméfiées, de coloration rouge lie de vin et creusées d'un ulcère en voie d'agrandissement.

» Dans la région iléo-cœcale, le mésentère renferme de nombreux ganglions gros comme des noisettes, rouge sombre et très ramollis. »

Ces constatations anatomiques ne laissaient place à aucune hésitation : il s'agissait bien de fièvre typhoïde, et il n'est pas besoin de beaucoup insister pour démontrer la légitimité de ce diagnostic.

Nous ne sommes plus cependant au temps où la maladie se caractérisait par sa lésion anatomique ; nous n'avons plus à lutter contre les idées qui voulaient faire de la fièvre typhoïde une entérite. Nous avons des définitions comme celle-ci, de Chantemesse (*Traité de médecine*, t. I, p. 687) : « La fièvre typhoïde est une maladie générale qui traduit la réaction de l'organisme envahi par le bacille typhique.... » et il ajoute : « la définition implique l'idée de généralisation infectieuse : une altération locale, serait-elle sous la dépendance du bacille typhique, ne suffit pas à constituer la fièvre typhoïde. » — Il faut donc pour poser le diagnostic anatomique de fièvre typhoïde démontrer la présence du bacille d'Eberth, et aussi la généralisation de l'infection et des réactions phagocytaires qui en sont les conséquences.

Dans le cas actuel, avant la détermination du bacille d'Eberth qui fut faite en son laboratoire par M. le professeur Kiener, l'autopsie fournissait déjà un ensemble de preuves démonstratives de la nature éberthienne des lésions.

Les lésions intestinales — dont l'évolution est si constante — ne laissaient aucun doute sur l'espèce d'entérite dont il s'agissait, et permettait même de dater la maladie à la fin du deuxième septennaire.

Les lésions des autres organes venaient confirmer le fait : l'adénopathie mésentérique marquait bien le début de la généralisation; la tuméfaction de la rate, les altérations stasiques du foie et des divers organes, la dilatation du cœur droit, l'hypostase pulmonaire allant en certains points jusqu'à l'hépatisation... tout cela se tenait et complétait le tableau.

Il s'agissait donc bien d'une infection éberthienne, pas seulement localisée à son lieu d'élection (dernier mètre d'intestin grêle), mais généralisée au système lymphatique et à l'économie entière, et ayant déterminé les réactions ordinaires : en somme, une vraie typhoïde à la fin du deuxième septennaire.

Nous sommes donc autorisés à présenter cette première observation comme un cas net de méningisme typhique.

OBSERVATION II

(Communiquée par M. Villard, interne des hôpitaux)

Méningisme chronique de nature inconnue

Le nommé Henri P..., âgé de vingt-trois ans, tonnelier, actuellement sapeur-conducteur au 2e génie depuis seize mois, est entré le 3 mars 1894, à l'Hôtel-Dieu Saint-Éloi, salle Martin-Tisson, n° 23, service de M. le professeur Grasset.

C'est un homme un peu malingre, mais assez bien portant d'ordinaire, sans susceptibilité bronchique bien marquée. Il n'a fait qu'une maladie à l'âge de quatorze ans. A cette époque il a eu « un transport au cerveau » : il est resté alité pendant plus d'un mois, et a eu beaucoup de délire, avec perte de connaissance. La convalescence a été longue et a duré trois mois. Il n'y a rien de suspect du côté des antécédents héréditaires.

Il a été assez fatigué pendant ces derniers mois et s'est plaint à plusieurs reprises de douleurs articulaires, surtout prononcées au niveau des genoux, mais il ne s'est jamais fait porter malade.

Depuis quelques jours il était plus fatigué que d'ordinaire, il était abattu, sans courage et sans appétit. Le 2 mars au matin, il a commencé à souffrir de la tête dans la région frontale; cette douleur a persisté toute la journée. Dans la nuit du 2 au 3 mars, il a continué à souffrir et n'a pas dormi. Le 3 mars, il a toujours une céphalalgie très forte; dans la journée, il a eu quatre ou cinq vomissements provoqués par l'ingestion de quelques gorgées de liquide. Ces symptômes s'accentuant, il se fait porter malade dans la soirée et est envoyé de suite à l'hôpital avec le diagnostic de grippe : sa température est de 40°2.

A huit heures du soir, il se trouve dans l'état suivant : il est très abattu et souffre horriblement de la tête au niveau de la région frontale; il a, en outre, de violentes douleurs lombaires, ainsi que d'autres douleurs moins fortes généralisées à tous les membres. La pression de la tête et de la colonne vertébrale n'est pas douloureuse. Il a un peu de raideur de la nuque mais pas de contractures. Les pupilles n'offrent rien d'anormal : elles sont contractiles et moyennement dilatées. Les réflexes ne sont pas exagérés, la raie méningitique est peu prononcée, vomissements fréquents de matières verdâtres ; constipation depuis trois jours.

On a fait une injection sous-cutanée de 0 gr. 01 de morphine.

Le lendemain, 4 mars, le malade se trouve à peu près dans le même état ; ce qui domine, ce sont la somnolence, la céphalalgie atroce, les douleurs lombaires, les vomissements incessants provoqués par la moindre boisson ou spontanés.

Il n'y a ni contractures, ni exagération des réflexes, mais on constate de temps en temps des secousses convulsives de la partie supérieure du tronc. La pupille gauche paraît se contracter, mais moins énergiquement que la droite. Le pouls est à 68, les bruits du cœur sont bons ; il n'y a rien aux poumons.

Pour combattre la constipation et dans le but de faire de la révulsion intestinale, on donne 1 gramme de calomel en 10 paquets auxquels on ajoute 0 gr. 10 d'extrait d'opium ; mais le calomel est constamment vomi. On donne alors un lavement purgatif au séné et au sulfate de soude qui détermine cinq selles avec émission de matières dures. Eau de Seltz et sirop de limon pour calmer les vomissements. T. : matin, 37°6 ; soir, 39°7.

Le 5 mars. — La situation n'a pas changé. L'insomnie est complète ; les vomissements sont continuels, la céphalalgie est atroce, la face est pâle et indique une vive souffrance ; les pupilles sont paresseuses ; la nuque est raide ; la raie méningitique est peu marquée.

On prescrit 1 gr. 20 d'ipéca, un nouveau lavement purgatif et 0 gr. 10 d'extrait d'opium. Lait et bouillon glacés.

Le pouls est à 76. T. : matin, 38° ; soir, 38°8.

6. — Le malade se trouve toujours dans le même état. Il a un peu dormi dans la nuit, mais ensuite il a souffert atrocement de la tête ; douleurs dans le rachis ; vomissements, violents frissons de temps en temps, face grimaçante. Pas de paralysie, pas de contracture, sauf au niveau de la nuque. Les bruits du cœur sont bons, l'auscultation ne révèle rien d'anormal. On prescrit 4 grammes d'antipyrine et 2 grammes de bicarbonate de soude, un lavement purgatif qui procure deux selles dures. Lait glacé.

Dans la soirée, on note une très légère amélioration ; la céphalalgie est un peu moins intense.

Le pouls est à 70. T. : matin, 39° ; soir, 36°4.

L'analyse des urines a donné les résultats suivants :

Quantité (des 24 heures)	350
Densité	1030
Réaction	acide
Urée	45 gr. par litre.

Trace d'albumine non rétractile.

Pas de sucre.

7. — La nuit a été assez bonne jusqu'à deux heures du matin ; le malade a été pris ensuite de douleurs épouvantables, siégeant au niveau des régions frontale et occipitale ; douleur le long du rachis, un peu de délire, face grimaçante ; plaintes continuelles, mais pas de véritable cri hydrencéphalique. Dans la journée, la douleur est telle qu'on injecte 0 gr. 01 de morphine. On remarque que ces douleurs reviennent par crises très rapprochées ; on donne alors 1 gramme de bromhydrate de quinine en injection sous-cutanée ; on continue l'antipyrine ; lavement purgatif.

Le pouls est à 66 ; T.: matin, 36°8 ; soir, 37°.

Urines : Quantité = 900 ; Densité = 1025 ; réaction acide ; Urée = 24 gr. 2 par litre ; Albumine non rétractile... traces ; Sucre = 0.

8. — La nuit a été assez bonne et le malade va beaucoup mieux ce matin ; il souffre encore beaucoup de la tête, de la nuque et de la colonne vertébrale, mais il n'a plus de vomissements.

On donne de suite 1 gramme de calomel en quatre paquets qui ne produit aucun effet ; on donne alors un lavement purgatif qui détermine une selle diarrhéique.

Injection de bromhydrate de quinine 1 gramme.

Le pouls est à 81. T.: matin, 38°2 ; soir, 38°4.

Urines. — Quantité = 400 ; Densité = 1027 ; Réaction

acide ; Urée = 31 gr. 8 par litre ; Albumine non rétractile = traces ; Sucre = 0.

9. — Les douleurs frontales, occipitales et rachidiennes persistent, mais moins intenses que celles ressenties avant-hier. Pas de vomissements ; langue sale, épaisse.

On donne 1 gramme de bromhydrate de quinine en injection et 1 gramme de calomel en quatre paquets ; l'effet purgatif n'est obtenu qu'après un lavement glycériné, qui détermine une véritable diarrhée. Lait, bouillon, vin.

Le pouls est à 90. T.: matin, 38°6 ; soir, 38°.

Urines. — Quantité. = 1050 ; Densité = 1019 ; Réaction acide ; Urée = 16 gr. 5 ; Pas d'albumine.

10. — L'amélioration continue, la céphalalgie est moins intense, il n'y a plus de vomissements.

On donne 1 gramme de quinine en cachets, le matin.

L'urine ne contient pas d'albumine.

Le pouls est à 74. T.: matin, 38°6 ; soir, 38°5.

11. — Le malade a eu ce matin de la rétention d'urine pour la première fois ; avec la sonde, on retire 1050 cent. cubes d'urines ; cette urine a une densité de 1012, elle contient 12 gr. 6 d'urée par litre, et il n'y a pas d'albumine.

On donne un gramme de quinine par la bouche et un lavement purgatif.

Le pouls est à 78. T.: matin, 36°8 ; soir, 38°4.

12. — Les douleurs de la tête, de la nuque, du rachis, existent encore mais sont atténuées ; quand on fait asseoir le malade, il n'est plus raide comme une barre et il n'a plus la tête portée en arrière. Les vomissements n'ont plus reparu. Il a pu uriner tout seul.

On donne 1 gramme de quinine et un lavement.

Le pouls est à 80. T.: matin, 38°5 ; soir, 39°2.

13.— L'amélioration continue. Lavement purgatif et 0 gr. 05 d'extrait d'extrait d'opium.

Urines. — Quantité = 2325 grammes ; Densité = 1007 ; Réaction acide ; Urée = 15 gr. 9 par litre. Pas d'albumine.

Le pouls est à 80. T.: matin, 37°4 ; soir, 38°5.

14. — La céphalalgie a presque disparu, mais la constipation persiste encore quoique atténuée. Pas de vomissement. On supprime la quinine. Lavement purgatif.

Urines. — Quantité = 2000 ; Densité = 1009 ; Urée 10 gr. 4 par litre. Pas d'albumine.

T : matin, 37°6 ; soir, 37°8.

Du 17 au 19. — Rien de nouveau à signaler. La quantité d'urine émise augmente beaucoup. Elle varie de 2200 à 2500, l'urée varie de 6 grammes par litre.

La température se maintient entre 37° et 38°.

20. — Le malade a vomi cette nuit et a beaucoup souffert de la nuque. On donne 1 gramme de quinine.

21, 22. — Rien de particulier.

23. — Vomissements, sifflements dans les oreilles, torpeur, céphalalgie intense, un peu de constipation. Huile de ricin.

Du 24 au 28. — État stationnaire. Quelques vomissements.

29. — Plusieurs vomissements ; constipation.

1 gr. de quinine; 20 gr. d'huile de ricin.

1er avril. — Le malade a pour la deuxième fois de la rétention d'urine. La sonde retire 1220 cc. d'une urine claire qui ne contient pas d'albumine.

Du 2 au 10. — L'état du malade est assez satisfaisant; la céphalalgie est légère, les vomissements ont cessé, l'apyrexie est à peu près complète.

11. — Le malade se plaint de violentes douleurs de tête, il a quelques vomissements, pas de selle depuis deux jours. On donne 1 gr. de quinine et un lavement purgatif.

12. — Tout est rentré dans l'ordre.

Du 13 au 19. — Rien de nouveau à signaler, sauf deux petits accès fébriles survenus le 17 et le 18 sans cause appréciable.

20. — L'accalmie que nous venons de signaler cesse brusquement. Le malade est repris par une céphalalgie intense, par des vomissements très fréquents et par une constipation opiniâtre.

Du 20 au 25, on lui donne tous les jours 1 gr. de quinine et un lavement purgatif.

Cet orage se calme progressivement, et le 27-28 avril le malade recommence à se sentir mieux.

28. — Pour la troisième fois, il est pris de rétention d'urine; le cathétérisme évacue 950 cent. cubes d'urine ne contenant pas d'albumine et très pauvre en urée (6 gr. par litre).

Le malade se trouvait depuis quelques jours dans un état fort rassurant quand, le 2 mai, à quatre heures du soir, il est pris subitement d'une céphalalgie atroce, avec vomissements, tremblement convulsif par tout le corps, horripilation dans la peau, sensation de froid; les tremblements convulsifs sont surtout prononcés du côté gauche. Les pupilles sont dilatées, mais la pupille gauche est plus dilatée que la droite; elles sont insensibles à la lumière. Les divers réflexes des membres supérieurs et inférieurs sont exagérés. La raie méningitique est très nette et apparaît très rapidement.

Cet état dure à peine un quart d'heure, puis tout rentre progressivement.

On donne de suite un lavement purgatif et 1 gramme de calomel.

3. — Le malade souffre de la tête, mais ne se ressent pas trop de la violente crise d'hier. Il n'a ni paralysies ni contractures. On donne du calomel, un lavement purgatif et de l'iodure de potassium.

4. — Rien de nouveau.

5

5. — Le malade passe une assez bonne journée. Vers quatre heures, il commence à souffrir violemment de la tête; à six heures, cette céphalalgie devient atroce, et le malade présente alors une crise absolument semblable à celle du 2 mai; cependant, c'est la pupille droite qui est plus dilatée que la gauche.

Sinapismes. Lavement purgatif. Calomel.

La nuit du 5 au 6 mai, le malade a horriblement souffert; il n'a cessé de gémir; vomissements continuels.

Le 6 au matin, il va un peu mieux. On continue les lavements purgatifs, le calomel, l'iodure et l'on applique un vésicatoire sur chaque mollet.

L'examen ophtalmoscopique pratiqué à ce moment décèle un fond d'œil normal

Du 7 au 10. — Le malade a des alternatives de bien-être relatif et de douleurs très fortes, vomissements de temps en temps. Même traitement.

10. — Nouvelle crise de douleurs et de tremblements convulsifs.

11. — Rétention d'urine pour la quatrième fois; on retire de la vessie 850 cent. cubes; pas d'albumine. L'examen microscopique ne révèle rien d'anormal.

12. — Nouvelle crise, même traitement.

13. — Crise très forte avec perte de connaissance, et cris continuels. On donne 0,10 centigr. d'opium comme à la suite des crises précédentes.

14. — Il reprend connaissance dans la matinée; dans la soirée, la céphalalgie augmente de nouveau et le malade se trouve plongé sans connaissance; il ne reconnaît pas son père.

15. — On note une légère amélioration; il souffre peu, mais vomit tout ce qu'il prend.

Le diagnostic que l'on a posé ces derniers temps est celui de méningite tuberculeuse; on recherche s'il n'existe pas d'autre foyer de tuberculose et on examine avec soin l'appareil respiratoire, examen rendu possible aujourd'hui par l'accalmie qui est survenue dans l'état du malade.

On trouve en avant un peu de submatité au sommet droit, au niveau et un peu au-dessous de la clavicule; à l'auscultation, on trouve au même point une expiration prolongée manifeste.

En arrière, on trouve un peu de submatité dans la fosse sus-épineuse droite et au même point un peu d'expiration prolongée. Il y a une diminution de l'inspiration dans toute la hauteur du côté droit, quoique les mouvements respiratoires soient d'égale amplitude des deux côtés du thorax.

Du 16 au 18, le malade passe par des alternatives de calme relatif et de douleurs violentes. Les vomissements ne sont soulagés que par le champagne frappé.

19. — On note une légère amélioration qui se continue jusqu'au 25. La céphalalgie est moins forte, les vomissements sont rares et permettent une légère alimentation.

A ce moment, le malade est d'une maigreur squelettique ; il est sans forces : au dynamomètre, on trouve 23 divisions à droite et 20 à gauche.

26. — On remarque que la mémoire a baissé depuis quelques jours. Jusque-là, elle avait été assez bien conservée dans les intervalles de calme.

27. — Le malade a une crise douloureuse très intense dans la nuit; elle est assez bien calmée par 0 gr. 05 centigrammes d'extrait d'opium.

Du 28 au 31, alternatives de calme et de céphalalgie avec vomissements.

Dans la nuit du 31 mai au 1er juin, il a été pris d'un délire violent; pendant deux heures, il n'a cessé de s'agiter, cassant ce qui était à sa portée, criant qu'on voulait l'assassiner. Il est calmé par 0 gr. 05 centigrammes d'extrait d'opium.

Du 1er au 7 juin, le malade est dans le même état, mais on remarque qu'il perd complètement la mémoire par moments.

6. — Il va sous lui, ce qui ne lui était pas encore arrivé; il a un peu de ténesme ano-rectal.

Du 7 au 9, on note une amélioration passagère; il souffre peu et ne vomit pas; il peut même manger un peu.

La maigreur et la perte de forces vont en augmentant. Au dynamomètre, on trouve 14 divisions de la main droite et 17 de la main gauche (le malade n'est pas gaucher).

10. — L'amélioration continue. Dans l'après-midi, le malade présente même un accès de gaieté excessive, mais le soir, vers huit heures, il est pris de délire; il pleure, crie qu'il a assassiné son père; qu'il va être guillotiné; il embrasse tous ses camarades en disant qu'il va mourir. Il vomit à plusieurs reprises et se calme enfin après avoir ingéré 0 gr. 05 centigrammes d'opium.

11. — Au matin, il souffre violemment de la tête et ne se rappelle pas ce qu'il a fait dans la nuit. D'ailleurs, la diminution de la mémoire s'accentue rapidement. Jusqu'au 1er juin, il se rappelait ce qu'il avait fait dans la journée et ne perdait la mémoire que des faits datant de quelques jours, mais, depuis la crise du 1er juin, il ne se rappelle presque rien; quand il vient de boire, il ne se rappelle pas qu'il a bu et croit qu'il n'a pas bu depuis plusieurs jours; par moments, il ne sait pas où il est, et il lui arrive de dire à son voisin de lit, qui est dans la salle depuis plus de deux mois, qu'il le voit pour la première fois. Il croit qu'on l'a changé de salle, etc.

12. — Nouvelle crise de délire, mais moins longue que la dernière.

Du 13 au 15, céphalalgie et vomissements par moments; mêmes troubles psychiques; on remarque que les cheveux, qui tombaient depuis longtemps, tombent très rapidement depuis quelques jours.

Le 18 et le 19, le malade a une température un peu élevée, 37°8 et 37°5. A part deux ou trois élévations thermométriques passagères, il n'avait pas eu de fièvre depuis le 19 mai. On lui donne, pendant trois jours, 1 gramme de quinine.

30. — Le malade a eu des vomissements très nombreux, on remarque qu'il existe du muguet sur le voile du palais.

Du 1er au 5 juillet, même état. Le muguet augmente malgré le traitement employé.

Dans la soirée du 3, la température monte à 38°2.

6. — Le malade a eu quatre selles diarrhéiques survenues spontanément. La céphalalgie est toujours aussi forte et les vomissement aussi fréquents.

Le 7 et le 8, la diarrhée s'accentue (sept à huit selles par jour.

9. — On note une quinzaine de selles ; elles sont sanguinolentes et présentent tous les caractères des selles dysentériques.

10. — La dysenterie fait de rapides progrès : épreintes continuelles ; une vingtaine de selles sanglantes avec quelques râclures de boyaux ; vomissements verdâtres. La céphalalgie a diminué.

Le 11 et le 12, les selles se multiplient; elle sont toujours verdâtres. Le malade se refroidit, ses traits sont tirés, sa parole s'embarrasse.

Depuis le 9, la température est au-dessous de 37°.

13. — Il a une quarantaine de selles dans la journée. Il meurt à dix heures du soir.

AUTOPSIE

L'autopsie est pratiquée le 14 juillet, à l'insu et malgré l'opposition formelle de la famille ; on ne peut enlever que le cerveau qui a été examiné avec le plus grand soin par M. le professeur Kiener.

L'*encéphale* pèse 1,520 grammes. Les *méninges* ne présentent pas trace d'inflammation ancienne ou récente, il n'y a pas d'adhérences, pas de congestion, pas de tubercules. Le *cerveau* est ferme et ne présente rien d'anormal à la coupe. Les ventricules ne contiennent que quelques centimètres cubes de liquide clair.

M. KIENER EST D'AVIS QU'IL S'AGIT LA DE MÉNINGES ET DE CERVEAU ABSOLUMENT NORMAUX.

On ensemence plusieurs tubes de gélose, après avoir plongé l'aiguille de platine soit dans les ventricules latéraux, soit sous les méninges au niveau de la convexité. AUCUN DE CES TUBES NE DONNE DE CULTURE.

CHAPITRE III

A. Symptomatologie du méningisme :

Comme celle de la méningite, elle est toute d'emprunt.

Le syndrome méningitique : sa constitution ; ses formes.

Le méningisme typhique : 1° début, souvent inaperçu ;

2° Période d'état : reproduit tous les signes de la méningite typhique ordinaire mais dans un ordre irrégulier ; bizarreries de la température. Cette période est confondue avec les formes nerveuses de la dothiénentérie ;

3° Marche et terminaison.

La marche est aiguë (observation I) ou chronique (voir observation II) et dans chaque cas la terminaison peut être favorable ou mortelle.

Formes : Méningisme cérébral ;
Méningisme cérébro-spinal.

B. Pathogénie du méningisme typhique :

Il n'y a pas de maladie simulée.

Les toxines du bacille d'Eberth sont les agents pathogènes du méningisme typhique.

On sait que la symptomatologie de la méningite est à peu près toute d'emprunt. A part la douleur qui peut être rapportée aux altérations mêmes des méninges et la fièvre qui traduit souvent sans doute l'infection, tous les autres symptômes sont dus à la réaction de l'encéphale et des nerfs crâniens, ou de la moelle et des nerfs rachidiens.

Il doit en être de même du méningisme, puisque nous avons dit qu'il simulait à s'y méprendre le tableau clinique de la méningite. Toute sa symptomatologie est l'expression de l'atteinte apportée à la superficie des centres et à l'origine apparente des nerfs par les altérations fugaces ou superficielles, pour ainsi dire fonctionnelles, propres au méningisme.

Nous ne nous attarderons donc pas à la description de ce syndrome méningo-cortical si bien connu. Nous allons le rappeler rapidement pour rechercher au plus tôt les signes particuliers du méningisme de la fièvre typhoïde.

Le syndrome complexe, qui signifie méningite ou méningisme, est constitué par le *trépied méningitique* : céphalalgie, vomissements, constipation ; — autour duquel se groupent des symptômes divers qui expriment les uns l'infection de l'organisme, les autres l'altération des centres nerveux ; ces derniers sont d'abord des signes d'excitation et plus tard des signes d'épuisement fonctionnel, qui permettent de diviser l'évolution générale de la méningite en deux périodes : une première période dite d'excitation ; une deuxième dite de dépression ou de paralysie — qui d'ailleurs empiètent parfois l'une sur l'autre.

1° A la *période d'excitation* appartient d'abord la *triade méningitique* : La céphalalgie est ordinairement atroce, le plus souvent paroxystique, diversement localisée ; les vomissements surviennent sans provoquer de nausées, brusquement, par fusées, en dehors de tout malaise digestif (vomissements cérébraux) ; la constipation est prolongée et tenace, accompagnée souvent de rétraction de l'abdomen (ventre en bateau).

Il s'y ajoute la *fièvre*, souvent annoncée par un grand frisson, atteignant d'emblée une haute température (40° et plus), se maintenant dans les régions élevées pendant toute l'évolution et pouvant devenir extrême à la période agonique et même après la mort (41°-42°).

Le pouls est fréquent (100 p. et au-dessus), régulier, dur et serré.

Les *phénomènes d'excitation cérébrale* proprement dits sont d'ordre *intellectuel*, *moteur* et *sensitif*.

a) Le *délire* traduit l'excitation intellectuelle. Souvent violent, agité, incohérent, accompagné d'hallucinations visuelles et d'illusions, le délire peut revêtir une forme impulsive qui simule l'accès de manie aiguë.

b) L'*excitation motrice* se traduit par des *contractures* et des *convulsions*.

Les *contractures*, assez constantes, mais le plus souvent mobiles et intermittentes, abandonnant et reprenant successivement le même groupe musculaire, s'exagérant par instants ou s'atténuant, affectent des sièges très variés : muscles des membres, de la face, du cou, du larynx, du pharynx — qui leur donnent une très grande variété d'aspects.

Les *convulsions*, généralisées ou localisées, sont aussi très variables.

c) L'*excitation sensitive* donne lieu à l'exagération des réflexes superficiels et profonds, à l'hyperesthésie cutanée et sensorielle (troubles de la vue et de l'ouïe), à la photophobie.

La *raie méningitique*, que Trousseau considérait comme un signe pathognomonique de méningite, doit trouver place à côté des symptômes précédents comme un trouble vaso-moteur, sinon spécifique, du moins fréquent, qu'il faut rechercher sans en exagérer la valeur.

Tels sont les phénomènes de la première période : la plupart sont d'une part inconstants, et d'autre part variables dans leur intensité, leur moment d'apparition, leur ordre de succession et leur localisation.

2° La *deuxième période*, qui se substitue à la première, soit par une graduelle transition soit après une rémission très nette, se caractérise par la dépression générale de l'organisme, d'ordre moteur, sensitif et intellectuel. Ce sont les paralysies musculaires plus ou moins étendues et plus ou moins complètes, les parésies des sphincters : sphincter vésical, anal et irien (mydriase et inégalité pupillaire) ; c'est l'anesthésie cutanée profonde, c'est la torpeur intellectuelle accentuée avec obnubilation de la conscience.

A la période terminale le coma s'installe, entrecoupé par moments de quelques mouvements convulsifs, de délire, de plaintes ou de cris ; la *fièvre dissociée* (température élevée : 40°-41°. Pouls relenti 50, 40 p.) s'établit et les troubles bulbaires (respiratoires et cardiaques) mettent un terme fatal à l'évolution morbide.

Le tableau classique — en raccourci — que nous n'avons esquissé qu'à titre de terme de comparaison, est rarement applicable à la méningite développée au cours de la fièvre typhoïde. Survenant au cours d'un état adynamique prononcé, elle provoque une réaction bien moins vive et ses caractères sont plus ou moins masqués par les signes de la dothiénentérie, à moins que, comme dans l'observation I, ce ne soit le tableau de la méningite qui dissimule complètement les symptômes typhiques peu ou pas esquissés.

Il faut donc s'attendre à trouver parfois une symptomatologie effacée, fruste, réduite à quelques traits, parfois significatifs, il est vrai, quand ils consistent dans la raideur de la nuque, les contractures, les convulsions, les vomissements joints à la constipation ou à la céphalalgie très intense, mais souvent rares et ne rappelant nullement l'expression symptomatique franche des méningites primitives.

Le méningisme typhique présente ces mêmes caractères. Sa symptomatologie est réduite, diminuée, flottante et mobile : elle n'a pas l'ampleur symptomatique et l'évolution régulière du méningisme pour ainsi dire primitif dont la pseudo-méningite hystérique est le plus pur exemple.

Le plus souvent on ne pourra surprendre le *début*, l'apparition du méningisme au cours de la fièvre typhoïde ; ou bien il sera déjà installé lorsqu'on verra le malade pour la première fois, ou bien il s'installera insidieusement, prenant position dans la place par un de ses éléments auquel les autres signes viendront successivement s'ajouter. Et si le premier phénomène méningitique est un de ceux qui font partie du tableau ordinaire de la dothiénentérie, quelle ne sera pas la difficulté pour l'interpréter à sa véritable valeur ! Le délire, l'agitation s'observent fréquemment dans la fièvre typhoïde en dehors de toute complication ; inversement, l'état typhoïde, qui a donné son nom à la maladie et s'y trouve en effet dans la plus grande majorité des cas, peut atteindre un degré comateux avec lequel le coma méningitique pourra aisément être confondu.

Il sera donc difficile d'attribuer à leur véritable cause les premiers signes du méningisme, et le début des phénomènes sera souvent mal interprété ou passera même inaperçu.

Lorque le tableau sera au grand complet, il simulera trop la méningite pour ne pas attirer l'attention. Les premiers phénomènes se seront vivement accentués : dans le cas de l'observation I par exemple, l'asthénie intellectuelle du premier jour qui fut prise pour de la meiopragie cérébrale habituelle, la lassitude générale qui ne dépassait pas à l'entrée les proportions d'une fatigue physique banale, avaient abouti à un état comateux quasi-léthargique, où les réactions physiques ou psychiques s'étaient éteintes.

A ce coma, déjà très caractéristique, parce qu'il dépassait en intensité la torpeur de la typhoïde ordinaire, s'étaient ajoutés des signes nettement méningitiques : l'anesthésie cutanée qui était complète et permettait de traverser la peau en entier avec des épingles mal pointues sans obtenir la moindre réaction ; l'insensibilité des conjonctives, la paresse pupillaire ; la raideur et les contractures des membres inférieurs ; les mouvements convulsifs, la raie dite méningitique qui était facile à déterminer, manifeste, large et persistante ;

plus tard, la paralysie vésicale qui donna lieu à la rétention d'urine.

Cet ensemble symptomatique disait clairement : méningite cérébrale ; il n'y manquait, pour reproduire de tous points le schéma que nous avons esquissé en tête de ce chapitre, que la céphalalgie, les vomissements, l'exagération des réflexes et surtout la fièvre dissociée. La céphalalgie pouvait exister sans être manifestée par le malade en raison de son état de stupeur. L'absence de vomissements s'expliquait suffisamment par le défaut complet d'alimentation. L'exagération des réflexes n'est pas en somme un signe essentiel. On peut donc dire qu'à la période d'état le méningisme typhique réalise au complet le syndrome méningo-cortical.

Il n'y a que la marche de la température qui fait exception. Loin de nous la pensée de voir un type fixe dans la courbe bizarre annexée à l'observation I ; il est évident que ce singulier graphique échappe à toute analyse et il n'en faut retenir que la singularité même qui s'en dégage. Il y a là des alternances irrégulières de très hautes températures (39-40°5, etc.) et de températures normales, une succession sans rythme de périodes fébriles et apyrétiques, des accès de fièvre violents et de périodicité inusitée, qui ne font pas plus partie du tableau de la fièvre typhoïde que de celui de la méningite, et qui, ne comportant aucune explication ferme, ouvrent la porte à de multiples hypothèses. N'y pourrait-on pas voir la lutte entre l'élément dothiénentérie qui serait pyrétique et l'élément méningite qui serait antipyrétique, d'où résulterait, suivant leur intermittente prédominance, la pyrexie intermittente ? Ou bien ne pourrait-on supposer au cours d'une dothiénentérie apyrétique (on est familier depuis Teissier avec ces pyrexies sans fièvre) des accès de fièvre correspondant à des décharges microbiennes du côté des méninges, et traduisant par des manifestations symptomatiques intermittentes une infection continue? Il est impossible de se prononcer, et, pour ne pas nous attarder à des hypothèses, bornons-nous à faire remarquer la singularité des troubles thermiques dans le méningisme typhique.

Ces paradoxes thermiques ne sont pas propres d'ailleurs à cette forme : dans le méningisme hystérique, les variations de température sont extrêmes : tantôt il y a hyperthermie ou hypothermie persistantes, tantôt succession irrégulière de l'une à l'autre. L'hyperthermie est regardée par M. Pitres comme la grande exception. Lorsqu'elle existe, elle est d'habitude assez modérée et oscille entre 38° et 39°. Souvent d'ailleurs, comme il l'a fait remarquer, cette fièvre est sous la dépendance d'autres troubles de la santé concomitants, comme la vaginite, l'angine ou la fièvre catarrhale. Elle peut aussi être le fait de la constipation qu'on rencontre si souvent chez les hystériques.

En résumé de ce que nous avons vu de la symptomatologie du méningisme à la période d'état, on peut conclure avec Dupré que : « Les éléments du méningisme, plus caractéristiques par leur association, leur ordre de succession et leur enchaînement, que par leur nature même, sont les signes d'excitation, généralisée et localisée, puis de dépression de l'écorce cérébrale, auxquels s'ajoutent la céphalalgie, les vomissements et la constipation, et enfin, des troubles thermiques qui, à cause de leur inconstance et de leur variabilité, sont l'élément le plus contingent du syndrome. »

Comment évolue le méningisme typhique ?

D'une façon aiguë ou chronique, vers la mort ou vers la guérison.

Le cas n° 1 est un exemple de méningisme aigu terminé par la mort. Il s'était développé au cours d'une fièvre typhoïde ambulatoire parvenue à son second septennaire; il était vraisemblablement à son début lors de l'entrée du malade à l'hôpital, mais il ne tarda pas à se constituer complètement, à s'affirmer, et, au bout de huit jours, l'évolution se terminait par la mort. C'est là la forme aiguë : les phénomènes n'ont pas eu de trêve, le coma a persisté sans rémission, accompagné des symptômes plus mobiles réalisés par les contractures, les convulsions, le délire, les hallucinations violentes, etc. On peut concevoir une forme aiguë suivie de guérison : sans vouloir toucher ici à une question que nous aborderons plus loin, on ne peut s'empêcher de faire remarquer que beaucoup de cas de fièvre typhoïde à forme nerveuse terminés favorablement ne sont autres que des cas de méningisme typhique ayant abouti à la guérison. Or, dans ces formes de dothiénenterie, les phénomènes cérébraux ont eu parfois une marche aiguë, apparaissant vers la fin de la maladie et affectant une allure rapide, réalisant ainsi un bref épisode de méningisme au cours de la dothiénentérie.

D'autres fois, le méningisme typhique affecte une marche chronique, analogue par exemple à l'évolution du méningisme dans l'observation III. On trouve là un exemple frappant de méningisme chronique se déroulant dans une longue histoire clinique de quatre mois ; cette évolution est caractérisée par un état permanent méningitique sur lequel viennent se greffer des crises suraiguës du même ordre. C'est du méningisme chronique avec poussées aiguës. L'état chronique est constitué par de la céphalalgie, qui est le phénomène dominant et pour ainsi dire incessant, des vomissements, de la constipation, des troubles psychiques, des courbatures, des douleurs rachidiennes, des troubles iridiens, de la rétention d'urine, etc. Tous ces phénomènes présentent pendant ces quatre mois de continuelles variations de formes, de siège et d'intensité. Les crises aiguës qui ont éclaté au nombre de quatre, au cours de cette symptomatologie ondoyante et diverse, ont une physionomie saisissante. On se rappelle cette description frappante : « Le 2 mai, à quatre heuses du soir, le malade est pris subitement d'une céphalalgie atroce, avec vomissements, tremblements convulsifs par tout le corps, horripilation dans la peau, sensation de froid ; les tremblements convulsifs sont surtout prononcés du côté gauche. Les pupilles sont dilatées, mais la pupille gauche est plus dilatée que la droite ; elles sont insensibles à la lumière. Les divers réflexes des membres inférieurs et supérieurs sont exagérés. La raie méningitique est très nette et apparaît très rapidement.

Cet état dure à peine un quart d'heure, puis tout rentre dans l'ordre progressivement. »

A la troisième crise, celle du 13 mai, il s'ajoute à cet ensemble une perte de connaissance absolue, accompagnée de cris continuels.

Il est impossible de ne pas voir dans ces poussées suraiguës, contrastant si fort avec l'état chronique, des décharges nerveuses comparables aux décharges thermiques de l'observation I.

L'observation III est un cas de méningisme chronique terminé par la mort, et, pour le dire en passant, bien certain, puisque le diagnostic résulte de la constatation négative de l'autopsie.

Il est possible d'observer du méningisme chronique aboutissant à la guérison, soit au cours de la fièvre typhoïde ordinaire, soit plus souvent au cours des fièvres typhoïdes prolongées. On connaît cette classe intéressante de dothiénentéries qui comprend, non seulement les formes à rechute, simple ou multiples, mais encore les formes qui dépassent de beaucoup la durée de la dothiénentérie, sans arrêt et d'une seule traite. M. Hanot, dans une leçon clinique parue dans la *Semaine médicale*, les a bien décrites.

On conçoit très bien un méningisme chronique évoluant au cours de ces fièvres typhoïdes prolongées et pouvant être même de très longue durée. Nous n'en pouvons malheureusement pas apporter d'observation, mais nous ne doutons pas qu'il en existe.

Nous n'avons parlé jusqu'ici que de méningisme cérébral. Il existe aussi du méningisme cérébro-spinal. M. Cavalié m'a dit en avoir observé un exemple très net à l'hôpital Suburbain, dans le service de M. le professeur Kiener, alors médecin-chef des salles militaires : il s'agissait d'un soldat du 122e de ligne qui, se trouvant en permission dans son village, un dimanche, dut faire, en plein soleil, une course forcée de 3 ou 4 kilomètres, pour rejoindre le train qui devait le ramener à Montpellier. Le lendemain, dans la cour de la caserne, il tomba subitement sans connaissance et on l'apporta à l'hôpital. A la première visite où on le vit, il était dans un état comateux : il avait une très vive rougeur généralisée de la peau et une forte hyperhémie des conjonctives. Les membres du côté droit étaient paralysés ; l'anesthésie cutanée était complète et généralisée ; les réflexes rotulien et conjonctival étaient abolis. Au cours même de la visite, le malade présenta une crise de convulsions cloniques très intenses et généralisées avec déviation conjuguée de la tête et des yeux. Après cette crise, il eut des contractures et en particulier de l'opisthotonos ; puis il s'établit un état comateux interrompu à deux ou trois reprises par des crises analogues à la précédente : le malade avait la respiration stertoreuse, des mictions involontaires, la langue était rôtie, les lèvres fuligineuses. Pendant toute la durée de la maladie, la température resta élevée (39°-40°), le pouls fréquent (100 à 150 p.). Le malade mourut quarante-huit heures après son entrée à l'hôpital. A l'autopsie, pratiquée huit heures après la mort, sous la direction immédiate de M. Kiener, il fut impossible de découvrir aucune altération des méninges ou des centres nerveux. Au lieu du manchon fibrino-purulent engaînant l'axe cérébro-médullaire, que M. Kiener s'attendait à trouver et dont il avait maintes fois parlé à la visite, comme de la lésion constante de la méningite cérébro-spinale, la surprise fut grande de ne découvrir aucune altération. M. Kiener conclut à *une maladie sans lésions* qui avait affecté la physionomie clinique de la *méningite cérébro-spinale*. Le cas que nous rapportons n'est pas un exemple de méningisme cérébro-spinal typhique: l'autopsie montra qu'il n'était pas question de fièvre typhoïde. Nous le donnons simplement comme un cas de méningisme cérébro-spinal d'origine inconnue. Mais la fièvre typhoïde peut incontestablement réaliser des formes de ce genre. Il n'est pas douteux que, parmi les cas de méningite cérébro-spinale développés au cours de la fièvre typhoïde, les cas de guérison d'une part et ceux dans lesquels l'autopsie pourrait démontrer l'absence de lésions (et il en est certainement) ne constituent autant de faits de méningisme cérébro-spinal typhique.

Il n'y a là d'ailleurs rien qui doive nous étonner: la continuité anatomique, physiologique et embryogénique du cerveau et de la moelle, a pour corollaire une solidarité pathologique devant l'agent infectieux, et s'il est possible de concevoir des localisations de cet agent sur l'encéphale ou sur la moelle, une forme totale, où l'ensemble de l'axe nerveux ou du fourreau méningitique est atteint, est également très admissible. Et de fait la méningite cérébro-spinale est descendue du rang d'entité morbide quasi-spécifique qu'elle occupait autrefois pour prendre place de par l'étiologie à côté des méningites cérébrales, dans le cadre nosologique. Et si les méningites cérébrales et cérébro-spinales sont ainsi rapprochées, *à fortiori* les deux formes de méningisme.

Que faut-il penser au point de vue *pathogénique* de ces singulières maladies qui simulent à s'y méprendre les tableaux cliniques des méningites cérébrales ou cérébro-spinales et ne laissent aucune trace de leur passage? S'agit-il d'une véritable simulation et faut-il admettre qu'à aucun instant de la madie il n'y a eu de lésion d'aucune sorte?

Mais on ne croit plus à ces simulations : l'hystérie elle-même, qui fut nommée longtemps la *grande simulatrice*, est dépossédée de ce titre par M. Grasset : « C'est une mauvaise expression de dire que l'hystérie simule une maladie organique ; elle ne simule, elle ne masque rien, elle ne *se larve* pas pour cela ; elle est dans son droit ; elle se manifeste par des troubles physiologiques qui correspondent au siège de son altération, et ce trouble est naturellement le même que dans les cas de lésion organique ayant le même siège (1). »

On ne veut plus en pathologie de *fausses maladies :* les fausses fièvres que connaissaient bien les anciens sont devenues les pyrexies apyrétiques de Teissier ; les pseudo-péritonites ont fait place depuis Gübler au péritonisme ; — le groupe des pseudo-tabes disparaîtra de la terminologie médicale à la suite d'un démembrement dont M. Grasset a fait prévoir le sens, en disant qu'il n'en resterait « que des tabes vrais et fugaces d'un côté, des névroses simulatrices et des névrites de l'autre. »

Cette idée de simulation ainsi chassée de toutes parts ne saurait se réfugier dans le domaine du méningisme. Il est évident qu'il ne saurait s'agir ici, pas plus qu'ailleurs, de maladies sans aucun substratum physiologique.

Dans les cas de méningisme, absolument garanti par une autopsie négative, il n'y avait, il est vrai, aucune lésion anatomique, pas d'exsudat fibrineux ni même séreux, pas d'opacité du liquide céphalo-rachidien, pas de congestion des méninges ni des centres : rien en un mot qui soit apparent. Dans plusieurs cas mêmes, les recherches bactériologiques ont démontré l'absence de microbes. Est-ce à dire qu'il ne

(1) *Leçons sur les associations hystéro-organiques : un cas de sclérose en plaques et hystérie associées, avec autopsie* (*Nouveau Montpellier médical*, t. I, 1892).

saurait rien y avoir autre? — Ces toxines microbiennes qui tendent maintenant à se substituer aux microbes eux-mêmes comme agents pathogéniques ne pourraient-elles être incriminées? Tous les microorgarnismes sécrètent des toxines : les unes connues et certaines même utilisées, d'autres encore non isolées, mais incontestables. Le bacille d'Eberth est dans ce cas. Et c'est certainement à l'effet toxique des sécrétions éberthiennes qu'il faut rapporter le méningisme typhique.

N'en faut-il pas voir une preuve dans l'observation I? Le sujet qui en fait l'objet était atteint d'une fièvre typhoïde au IIe septenaire, de la forme dite ambulatoire, c'est-à-dire sans réaction apparente de l'organisme : le bacille d'Eberth était pour ainsi dire à l'état latent. Tout d'un coup, les toxines longtemps élaborées sans effet se manifestent d'une façon intense : elles se déchargent du côté des méninges cérébrales avec une rapidité terrible et frappent les centres nerveux dans leur force sans leur laisser le temps de réaliser des lésions. Cette façon de procéder par intoxication plutôt que par altération anatomique, cette rapidité d'allure et cette intensité de symptômes révèlent bien l'action de la toxine. Nous convenons qu'il manque à cette explication l'appui de l'expérimentation : s'il s'agit de toxine, il aurait fallu en démontrer la présence en l'injectant aux animaux. C'est là une lacune à combler. — En attendant que cette démonstration soit faite, nous croyons que les raisons d'analogie qui précèdent suffisent pour notre conclusion, à savoir que les toxines du bacille d'Eberth sont les agents pathogènes du méningisme typhique.

CHAPITRE IV

DIAGNOSTIC

Ses difficultés.

Pas de diagnostic à faire avec les formes méningées de la fièvre typhoïde qui représentent le méningisme lui-même.

Méningisme hystérique au cours de la dothiénentérie : l'hystérie est souvent *rappelée* par la fièvre éberthienne, rarement créée. — Signes distinctifs du méningisme hystérique.

Le fièvre tuberculeuse avec méningite de même nature peut être confondue avec le méningisme typhique ; éléments de diagnostic.

Chez l'enfant, le méningisme typhique doit être distingué de la méningite tuberculeuse dont il évoque l'idée. Leurs différences.

Le diagnostic du méningisme typhique se trouve dans beaucoup de cas d'une singulière difficulté.

Supposons, en effet, qu'au cours d'une fièvre typhoïde déjà diagnostiquée éclatent des phénomènes méningitiques, que d'erreurs ne pourra-t-on pas commettre dans leur interprétation ! On dira d'abord : il ne s'agit pas là d'une complication méningée proprement dite, nous sommes en présence d'une de ces formes à prédominance nerveuse dont la fièvre typhoïde est coutumière. On dira encore : c'est là une méningite typhique vraie, éberthienne ou pneumococcique, peu importe, mais avec microbes et lésions, et un pronostic découragé suivra cette conviction clinique. On pourra dire enfin : il ne s'agit là ni de forme nerveuse de la typhoïde ni de méningite typhique, ni de méningisme de la dothiénentérie : les accidents ne sont point de nature typhique ; la fièvre typhoïde a éveillé ou créé chez le sujet un état hystérique qui a fait éclore le méningisme : c'est du méningisme hystérique chez un typhoïsant.

Ces diverses hypothèses supposent encore la fièvre typhoïde reconnue. Mais, si on est en présence d'une fièvre continue dont la nature est encore indécise, les difficultés augmentent encore. On sait combien la fièvre tuberculeuse et la fièvre typhoïde sont susceptibles d'être confondues (1). Une fièvre accompagnée d'accidents méningitiques pourra aussi bien être considérée comme une fièvre tuberculeuse avec méningite de même nature que comme une fièvre typhoïde avec méningite ou méningisme typhique. On verra plus loin un cas de ce genre tout à fait net.

Ajoutez à cela que la fièvre typhoïde elle-même peut passer complètement inaperçue. Dans les formes ambulatoires, dans les formes dites latentes, il est fréquent que le diagnostic ne soit posé qu'à l'autopsie. Le méningisme évoluant au cours de cette fièvre méconnue peut être interprété alors de la façon la plus singulière : on en cherchera l'explication dans le paludisme comme dans notre observation I, dans une intoxication quelconque, etc., sans songer souvent à la dothiénentérie dont il n'existera aucun signe ou dont les signes seront masqués par le méningisme lui-même.

Ces diverses espèces cliniques montrent quelles difficultés peuvent entourer le diagnostic du méningisme typhique.

Nous allons pénétrer dans l'étude de quelques-unes d'entre elles, nous nous demanderons ensuite si on ne peut dégager de cette étude quelques signes pour reconnaître le méningisme dans la fièvre typhoïde.

(1) Voir sur cette question : L. Imbert, *Difficultés du diagnostic de la fièvre typhoïde et de la fièvre tuberculeuse* (In *Montpellier médical*).

Et tout d'abord, une première question se pose à nous .

Faut-il voir dans les formes méningées cérébrale et cérébro-spinale des auteurs autre chose qu'une appellation, commode peut-être pour la description, mais pouvant tromper sur la nature même des choses ? N'est-il pas évident, au contraire, que ces faits se répartissent d'une part entre les méningites vraies avec lésions, et d'autre part entre les cas de méningisme typhique ?

Nous n'avons pas à insister là dessus : pour nous, ces formes de fièvre typhoïde que l'on qualifie de méningées sont, lorsqu'elles guérissent, des exemples de méningisme typhique.

Voilà donc un premier diagnostic éliminé, celui du méningisme avec les formes méningées de la maladie, puisque nous concluons à l'identité.

La question du méningisme hystérique, au cours de la dothiénentérie, mérite de nous retenir plus longtemps. On sait que la dothiénentérie, chez les hystériques, sert d'appel à de nombreux phénomènes nerveux. Guéneau de Mussy (*Cliniques médicales*, tome III) parle de ces délires violents, tumultueux, alternant avec des convulsions ou un état demi-comateux qui ne sont que des troubles hystériques greffés sur la dothiénentérie. Dans une leçon clinique parue dans les *Annales de médecine scientifique et pratique*, M. Ballet (1) rapporte un cas de *confusion mentale* survenue chez une hystérique pendant la convalescence d'une dothiénentérie. Cette fièvre typhoïde s'était accompagnée à son début de phénomènes méningitiques très nets, et M. le docteur Hanot, qui avait la malade dans son service à ce moment, avait porté le diagnostic de fièvre typhoïde de forme méningée : on ignorait, à ce moment, que la malade fût hystérique. La connaissance de ce fait,

(1) Année 1894, *De la confusion mentale dans la fièvre typhoïde.*

vers la fin de la maladie, fit porter le diagnostic rétrospectif de pseudo-méningite ou méningisme hystérique provoqué par l'infection éberthienne. Dans la thèse de Monestier (1), on trouve une observation de même genre due à Huchard ; la voici in-extenso :

Accidents pseudo-méningitiques au cours d'un fièvre typhoïde bénigne (2)

« Une jeune fille de seize ans entre à l'hôpital pour une fièvre typhoïde légère; dès le second jour, on constate sur toute la surface cutanée une hyperesthésie telle, qu'on ne pouvait toucher la peau de cette malade sans éveiller une vive douleur; si l'on ajoute à cela que les apophyses épineuses cervico-dorsales étaient extrêmement douloureuses, et qu'un état de paralysie vaso-motrice de la peau permettait de tracer facilement sur elle des lignes rouges, analogues aux taches dites méningitiques, on comprendra que dans ce cas, l'on pouvait et l'on devait d'abord croire à la probabilité d'une complication grave du côté des centres nerveux.

» Mais cependant, dès le premier jour, ces symptômes d'apparence grave contrastaient singulièrement avec la bénignité de la maladie, avec le peu d'élévation de la température, avec l'absence de contracture, de raideur du cou et de douleur de la tête, etc. La fièvre typhoïde évoluait régulièrement, la diarrhée était modérée, le ventre légèrement météorisé, et l'état de stupeur peu appréciable.

» C'est alors qu'en rapprochant ces *symptômes pseudo-méningitiques* de l'état nerveux de la malade, qui se manifestait de temps à autre par des pleurs sans motif, par des phénomènes de strangulation et de constriction pharyngée, par

(1) Monestier, Thèse de Montpellier, 1893.
(2) Huchard, in *Traité des névroses* d'Axenfeld.

certaines bizarreries de caractère, par des troubles ataxiques absolument anormaux, j'émis l'idée que l'hystérie jouait un grand rôle dans cet état, et que le pronostic avait seulement l'apparence de la gravité. Enfin durant la convalescence, les accidents hystériques s'accusèrent davantage ; et, chose singulière, l'hyperesthésie avait disparu complètement pour être remplacée par une anesthésie sensitive et sensible du côté gauche avec hyperesthésie ovarienne du même côté. Cette ovaralgie devenait ainsi un élément de diagnostic et séparait nettement cette hémianesthésie hystérique de certaines hémianesthésies d'origine probablement congestive dont M. Calmette a relaté, il y a plusieurs années, quelques cas dans le cours ou à la fin de la dothiénenterie. »

A côté de ces cas de méningisme hystérique développé à l'occasion de la fièvre typhoïde chez des malades déjà hystériques, il y a certainement des cas de méningisme hystérique produits de toutes pièces par l'infection éberthienne chez des sujets indemnes de névrose. Le fait n'est pas douteux pour qui connaît la puissance remarquable de la fièvre typhoïde comme agent provocateur de l'hystérie, que M. Grasset a si bien contribué à mettre en lumière (1). Est-ce à dire que tous les cas de méningisme typhique doivent être mis sur le compte d'une hystérie créée par la maladie typhoïde, et faut-il suivre les partisans de cette opinion, d'après laquelle l'hystérie serait l'intermédiaire nécessaire entre la maladie générale et le symptôme ? Lorsque le malade n'était pas antérieurement hystérique est-il utile de supposer qu'il l'est devenu pour expliquer le méningisme ? Nous ne le croyons pas, et c'est ici le lieu de rappeler cette notion générale aujourd'hui acquise et sur laquelle M. Grasset a fréquemment insisté, à savoir

(1) *Deux cas d'hystérie provoquée par une maladie aiguë* (in *Leçons de Clinique médicale*).

que *les syndromes nerveux sont en rapport, non avec la nature mais avec le siège de l'altération*. L'irritation produite par les toxines éberthiennes n'a pas besoin de créer l'hystérie pour réaliser le méningisme, il suffit qu'elle excite les mêmes territoires nerveux que l'agent hystérique encore inconnu.

Il faut donc conclure, selon nous, que le méningisme typhique n'est pas fatalement, et dans tous les cas, de nature hystérique.

Par quels signes distinguera-t-on, au cours de la fièvre typhoïde, le méningisme hystérique ?

La connaissance antérieure du sujet comme hystérique ou la constatation des stigmates hystériques lèveront immédiatement les doutes. A défaut de ces notions, on cherchera des éléments de diagnostic dans les caractères mêmes des phénomènes.

Les signes méningitiques prennent dans cette forme une exagération, une sorte d'outrance qui éveille souvent l'attention : on a remarqué, dans l'observation précédente, l'hyperesthésie extrême et généralisée de la surface cutanée qui était telle qu'on ne pouvait toucher la peau de la malade sans éveiller une vive douleur ; — les apophyses épineuses étaient aussi très douloureuses ; la paralysie vaso-motrice de la peau était très marquée et donnait lieu à une raie méningitique intense. Tous ces phénomènes étaient d'ordre sensitif ; on remarquera l'absence de troubles moteurs (contractures, convulsions, paralysies) qui semblent révéler une atteinte plus profonde des centres nerveux. Tout ici est en surface ; de plus, l'intensité des troubles sensitifs contraste avec la bénignité de la fièvre typhoïde. Ajoutons à cela la brusque guérison et nous aurons reconnu là une évolution de maladie hystérique à ces trois caractères d'intensité symptômatique considérable faisant contraste avec sa cause, de manifestation étendue mais peu profonde, et enfin de rapide disparition.

Si le diagnostic de méningisme hystérique au cours de la dothiénentérie est encore relativement facile à poser, il n'en est plus de même de la distinction entre méningite vraie et méningisme typhique. Sans doute, la guérison pose le plus souvent le diagnostic de méningisme, mais c'est là un diagnostic rétrospectif qui n'a guère d'intérêt pratique. C'est au début ou au moins au cours même des accidents qu'il faut en reconnaître la nature. Nous l'avons dit en décrivant les symptômes du méningisme, ils simulent à s'y méprendre ceux de la méningite. Il n'est que leur mode de succession, la singularité de leur enchaînement qui puisse donner l'éveil. Dans l'évolution de la méningite, on sent pour ainsi dire la lésion : les périodes symptomatiques se succèdent régulièrement, traduisant en quelque sorte un processus anatomique qui ne peut rétrocéder; les symptômes sont nets, bien accentués, en général au complet. Dans le méningisme, au contraire, tout montre une altération superficielle et mobile : les symptômes sont le plus souvent moins profonds, variables, fugitifs ; ils se succèdent dans un ordre paradoxal. Le méningisme est irrégulier aussi et bizarre dans ses courbes thermiques qui peuvent affecter des formes très variables.

Malgré ces données, le diagnostic sera le plus souvent très difficile pour ne pas dire impossible à poser (comme notre observation I le montre bien) et le clinicien, suivant la loi des probabilités, concluera à la méningite vraie et donnera un pronostic alarmant. Pour nous, nous ne pourrons nous empêcher de songer, en présence d'un cas de ce genre, à la possibilité du méningisme, et nous serons moins pessimistes.

Un autre cas de diagnostic difficile est celui où le méningisme évolue au cours d'une fièvre dont la nature n'est pas déterminée. On hésite entre fièvre tuberculeuse et fièvre typhoïde; éclatent des accidents méningitiques. Le diagnostic est encore plus difficile. Nous ne pouvons mieux faire pour donner une idée des cas de ce genre que de citer une observation rapportée par M. Sarda (1), dans une étude sur « les formes anormales et la curabilité de la méningite tuberculeuse aiguë de l'adulte.

F..., soldat au 2e Génie, entré à l'hôpital Saint-Éloi, service de la clinique médicale, salle Saint-Vincent, n° 8, le 17 mai 1887.

Antécédents héréditaires et personnels. — Le malade affirme qu'il n'y a jamais eu, dans sa famille, de tare diathésique d'aucune sorte. Ce n'est que plus tard que l'on apprend, de la bouche du père, que la mère a présenté des symptômes pulmonaires de nature probablement tuberculeuse. F... n'a pas eu de maladie grave; mais un an environ avant son incorporation, il a souffert pendant quelques semaines d'une céphalalgie intense et opiniâtre, accompagnée de symptômes dyspeptiques, sans vomissements. Il attribue d'ailleurs ce phénomène à sa vie sédentaire et à l'abus du tabac. Depuis, il a, de temps en temps, vu revenir la céphalalgie.

Histoire antérieure de la maladie. — F... fait remonter au 7 ou 8 mai le début de sa maladie actuelle, début marqué par de la céphalalgie, de l'inappétence, des envies de vomir, de la constipation.

Admis à l'infirmerie le 12, il a vu son mal empirer jusqu'au jour de son entrée à l'hôpital. La constipation est devenue de plus en plus opiniâtre, les envies de vomir ont été suivies de vomissements se répétant, depuis le 15, quatre ou cinq fois par jour, sans effort comme sans soulagement; la céphalalgie s'est accrue encore; l'affaissement, qui avait ouvert la scène, s'est accentué; puis est survenue une insomnie persistante;

(1) *Montpellier médical*, 1888, t. XI, p. 316.

la fièvre, d'abord modérée, a pris les allures d'une continue rémittente à rémissions matinales. — Un vomitif et un purgatif ont été administrés sans grande amélioration. *Épistaxis* le 17.

État actuel.— 17 mai soir. — Décubitus dorsal, face pâle; respiration régulière; pouls petit, dépressible, battant 76 fois par minute ; pupilles normales, sensibles à la lumière ; langue blanche, saburrale au milieu, rouge à la pointe et aux bords; douleur légère dans la fosse iliaque droite; pas de taches rosées ; léger météorisme abdominal ; envies de vomir, céphalalgie. T., 39°3 ; R., 20.

18 matin. — Nouvelle *épistaxis;* plusieurs vomissements de matières jaunâtres, non bilieuses; *douleur dans la fosse iliaque droite; léger météorisme.* Céphalalgie violente, pupilles normales, vision bonne ; vertiges dans la station assise. Le malade, d'après les renseignements du veilleur, aurait eu, pendant la nuit, des frissons suivis de chaleur vive, chose dont il ne se rend pas compte. Pas de cri *hydrencéphalique.* T., 38°4; P., 72, petit, dépressible ; R., 22.

L'examen de la poitrine donne les résultats suivants : en avant, sous la clavicule gauche, quelques frottements pleuraux, avec expiration prolongée et légèrement soufflante ; en arrière, dans les deux fosses sus-épineuses, expiration prolongée, inspiration rude. — Calomel, 5 centigrammes toutes les heures ; lavement purgatif, potion calmante.

Soir. — Deux selles depuis ce matin. Même état général. T., 38°8 ; P., 80 ; R., 20.

19 (matin). — La nuit a été assez calme ; le malade a dormi ; la céphalalgie est moins violente ; l'abdomen est toujours météorisé ; la langue est large, humide ; le pouls toujours petit, dépressible, d'une fréquence normale (76). T. : 38°9 ; R. 18. Frottements pleuraux sous les deux clavicules et à la base droite et en avant ; en arrière, frottements et sous-crépitants

disséminés. On remarque, pour la première fois, l'existence d'un délire fort léger. Le malade rapporte à l'avant-veille les événements de la veille. Calomel, 1 gramme en dix paquets ; continuer la potion. Soir : T. : 39°2 ; P. 80. R. 20.

20 (matin). — Pas de vomissements depuis près de quarante-huit heures. Le malade se plaint de vives douleurs à la tête et à l'estomac. Prostration extrême. Frottements pleuraux sous l'aisselle gauche ; sous-crépitants sous la clavicule gauche et dans la fosse sus-épineuse du même côté. La respiration est un peu suspirieuse, peu fréquente (22 à la minute). T. : 38°6 ; P. 92, régulier.

Calomel . . . . } ââ 1 gramme.
Poudre de Jalap. . . . }

en vingt cachets à prendre un toutes les heures.

Soir. Pas de selles depuis plus de vingt-quatre heures. Adynamie très grande ; réponses brèves, lentes ; langue humide. T. 39°2 ; P. 88 ; R. 20.

21 (matin). — Le malade n'a pas dormi ; toujours même constipation ; ventre douloureux à la pression, météorisé ; langue large, humide ; l'état général paraît meilleur ; céphalalgie un peu moins violente ; subdélirium. T. 38°3 ; P. 80 ; R. 20, régulière. Pas de vomissements. Lavement avec séné et sulfate de soude. Continuer le reste *ut supra*.

Soir. *Ventre en bateau*. Le malade goûte un peu de calme relatif. T. 39° ; P. 72 ; R. 84. Mouvements de flexion de la tête douloureux.

22 (matin). — Pas de vomissements, mais constipation ; subdélirium ; céphalalgie moindre ; pupilles égales, ni dilatées, ni contractées, sensibles à la lumière ; mouvements de la tête moins pénibles ; abdomen toujours douloureux à la pression. Lavement purgatif ; calomel 1 gramme ; onctions mercurielles

du creux poplité et de l'aisselle. T. 38°6 ; P. 80 ; R. 20. Soir. Subdélirium. T. 38°7 ; P. 84 ; R. 22.

23 (matin). — Intelligence un peu obtuse, pas de délire ; *muscles de la nuque un peu contracturés* ; flexion de la tête fort difficile. Agitation dans la nuit. Pas de vomissements ; pas de convulsions. Deux selles dans la nuit. La douleur dans la fosse iliaque droite persiste ; la fosse iliaque gauche est également douloureuse. Céphalalgie ; respiration non suspirieuse, régulière, peu fréquente (20 à la minute). T. 38°1 ; P. 86, régulier.

Application d'une sangsue derrière chaque oreille, de compresses d'eau vinaigrée sur le front ; continuer les onctions mercurielles à la région inguinale, à l'occiput, sur l'abdomen ; supprimer le calomel et le jalap.

Soir. — Adynamie extrême; torpeur presque invincible, subdélirium; toujours pas de convulsions.

Pupilles dilatées, sensibles à la lumière ; pas de cris hydrencéphaliques. Météorisme abdominal. T. 39°2 ; P. 120, petit, dépressible, filiforme, assez régulier. Respiration un peu suspirieuse, plus fréquente (28).

24 matin. — Le malade a déliré toute la nuit; il voulait constamment se lever; *carphologie, légers mouvements convulsifs* dans les membres supérieurs et inférieurs, ainsi que dans les muscles de la face ; pupilles dilatées, un peu paresseuses ; pas de selles depuis vingt-quatre heures. T. 38°6 ; P., 96 ; R., 32, régulière, suspirieuse. Même médication.

Soir. — L'agitation a fait place à un calme relatif; le délire est moins marqué, ni carphologie, ni convulsions ; météorisme abdominal très intense, constipation. T , 38°7 ; P., 128, régulier ; R., 28.

25 matin. — Langue sèche, de coloration normale; plus de céphalalgie ; le malade a dormi un peu pendant la nuit ; constipation. T., 38°1 ; P., 100, petit, filiforme, régulier ; R., 32,

peu inégale, suspirieuse. Lavement purgatif, calomel; le reste *ut supra*.

Soir. — Pas de selles; délire tranquille. T., 37°8; P., 128; R., 28.

26 matin. — Malgré le calomel et le lavement purgatif, la constipation persiste. Quelques soubresauts des tendons; parfois mouvements brusques en divers points du corps; paroles incohérentes; pas de convulsions généralisées ou localisées; yeux un peu convulsés; pupilles dilatées, très sensibles à la lumière; pas d'anesthésie cutanée; subdélirium; muscles de la nuque douloureux; langue moins sèche, ne tremblant pas; lèvres fendillées; pas de salivation. T., 38°2; P., 104; R., 28. — 1° Lavement purgatif; 2° potion bromurée; 3° onctions mercurielles.

Soir. — Soubresauts des tendons plus fréquents et plus intenses; délire tranquille; le malade ne se plaint plus de céphalalgie; pas de convulsions; pupilles sensibles, un peu dilatées; nous retirons, par le cathétérisme, plus d'un demi-litre d'urine, opération qui paraît soulager le malade. T., 38°1; P., 136; R., 40, inégale, suspirieuse.

27 matin. — Soubresauts très fréquents et très marqués des tendons; contracture des muscles de la nuque; quand on ordonne au malade de tourner sa tête à droite, il la prend avec sa main, la rotation forcée à gauche empêchant tout mouvement dans le sens opposé; carphologie; mâchonnement presque continuel; délire; le malade prononce des mots inintelligibles; il ne comprend pas ce qu'on lui dit; pupilles dilatées, très sensibles à la lumière; abdomen très douloureux; le lavement a été rendu sans matières fécales. T., 37°4; P., 120; R., 40, inégale, un peu irrégulière. — Lavement purgatif; application, sur la nuque, d'un emplâtre de Méjean; onctions mercurielles; supprimer le calomel.

Soir. — Carphologie, délire incohérent, paroles inintelligibles, hyperesthésie cutanée générale, paralysie des sphincters anal et vésical, *nystagmus* horizontal; pouls petit, dépressible, incomptable; pas de convulsions ni de paralysies des membres, pas de cheyne-stokes, mais irrégularité de la respiration. Le malade succombe la nuit suivante.

Autopsie. — Cadavre non amaigri :

Tête. — Injection très marquée des méninges, léger épanchement de sérosité purulente sous l'arachnoïde, au niveau de la convexité des deux hémisphères; épanchement fibrino-purulent à la base, au niveau de l'hexagone. Corps calleux et trigone ramollis; épanchements dans les ventricules latéraux; granulation miliaire dans les méninges, surtout dans la pie-mère, au niveau des deux scissures de Sylvius; pas de tubercules dans l'écorce cérébrale.

Poumons. — Au sommet droit, masse tuberculeuse caséeuse; dans tout le reste du poumon, tubercules crus en petit nombre, disséminés à la surface, faisant saillie sous la plèvre.

Rate. — Quelques tubercules crus disséminés dans l'intérieur de l'organe, qui a conservé ses dimensions normales.

Foie. — Quelques tubercules en voie de ramollissement parsemés dans le parenchyme.

Reins. — Congestionnés, non tuberculeux.

Au début de ce chapitre du diagnostic nous avons émis, une hypothèse dans laquelle le diagnostic du méningisme typhique atteignait son plus haut degré de difficulté, celle où la fièvre typhoïde est elle-même méconnue, soit qu'elle n'ait pas de symptômes (formes ambulatoire, latente, etc.), soit que ses symptômes soient masqués par le méningisme. La difficulté du diagnostic sera accrue en raison de l'ignorance de la maladie de fond. Les brusques à-coup de la courbe thermique peuvent faire penser au paludisme ; l'ensemble des phénomènes pourra évoquer l'idée d'urémie (1), d'intoxication saturnine, alcoolique ou autre, et il faut bien reconnaître que, si le diagnostic de fièvre typhoïde ne vient pas à se dégager au cours de la maladie, il sera difficile de sortir de l'erreur.

Chez les enfants, dans la forme grave de la fièvre typhoïde il survient souvent du méningisme qui fait immédiatement songer à la *méningite tuberculeuse*, si fréquente à cet âge : on observe en effet dans cette forme des convulsions alternant avec le coma, de la raideur de la nuque, de l'hyperesthésie cutanée, des rougeurs éphémères de la peau, un pouls irrégulier, une respiration suspirieuse, voire même des cris hydrencéphaliques. « Ce qui permet, dit un spécialiste éminent (2), de distinguer les accidents méningés de la fièvre typhoïde de la méningite tuberculeuse, c'est que dans celle-ci le début est beaucoup plus traînant, la céphalalgie beaucoup plus tenace et beaucoup plus continue, la stupeur plus profonde et plus prolongée, l'amaigrissement plus prononcé et plus rapide ; c'est aussi que, dans la méningite tuberculeuse, il se produit souvent à un moment donné des symptômes paralytiques du côté des yeux et des membres, que le pouls n'est pas seulement irrégulier, mais encore ralenti, et qu'enfin très souvent on constate des stigmates de tuberculose, particulièrement les signes de l'adénopathie trachéo-bronchique. »

Notre étude du diagnostic du méningisme se résumera donc dans la formule de Dupré : « Le diagnostic se fera par l'examen du malade, par l'étude des conditions dans lesquelles se

(1) Voir l'observation de Bézy, Revue des maladies de l'enfance 1893, page 580, relative à un cas diagnostiqué : méningite par répercussion, consécutive au traitement externe d'un eczéma, qui se trouva être de l'urémie à forme cérébrale.

(2) A.-B. Marfan, *La fièvre typhoïde chez les enfants* (Leçons cliniques de l'hôpital des Enfants-Malades. Steinheil, éditeur, 1894).

développent les symptômes, des allures irrégulières qu'ils affectent, de leur caractère disharmonique général, de leur évolution souvent saccadée, intermittente, entrecoupée de rémissions complètes ; l'efficacité du traitement et la soudaineté de la terminaison favorable sont les éléments tardifs mais décisifs du diagnostic. »

CHAPITRE VI

TRAITEMENT

Le traitement des symptômes doit ici, comme dans beaucoup de cas, trouver sa place. Nous allons, dans un instant, en préciser les indications et les moyens.

Mais il est, selon nous, un traitement qui le domine, parce qu'il constitue une véritable médication de fond, c'est l'hydrothérapie. Dès que le diagnostic de méningisme vient d'être posé ou simplement présumé, l'hydrothérapie — si elle n'a déjà été systématiquement employée — doit immédiatement être mise en œuvre.

Il y a, en effet, intérêt à agir vite pour empêcher l'imprégnation trop intense des centres nerveux par les toxines qui constituerait une intoxication irrémédiable.

Comment faut-il prescrire l'hydrothérapie ?

Diversement, suivant la nature des phénomènes; la balnéation doit pour ainsi dire se modeler sur la symptomatologie de la maladie. Si les signes de dépression, d'adynamie prédominent, s'il y a de la torpeur, du coma, des anesthésies, des paralysies, etc. — dans un autre ordre d'idées, s'il y a du délire plus ou moins agité, de la céphalalgie, l'hydrothérapie froide est indiquée. Si, au contraire, il faut calmer une excitation excessive, se traduisant par des convulsions, des contractures, etc. — l'eau tiède sera de mise.

L'eau froide sera le plus souvent appliquée, comme on le voit : elle réunit, en effet, la plupart des indications. Tonique de premier ordre, elle combat directement l'asthénie nerveuse et calme indirectement l'excitation cérébrale, qui est la manifestation de l'atteinte portée aux centres. Elle empiète donc sur le domaine de l'hydrothérapie tiède.

Nous n'avons pas à insister ici sur les techniques qui ont été fixées magistralement pour le bain froid par Brand (1) et pour le bain tiède par M. Bouchard.

Brand « donne un bain à 20°, de quinze minutes de durée, toutes les fois que la température rectale, relevée régulièrement toutes les trois heures, atteint ou dépasse 39°. » Dans notre cas, ce n'est pas sur la température qu'on se règlera, mais sur l'intensité des phénomènes à combattre, et les bains seront répétés à deux ou trois heures d'intervalle jusqu'à ce que l'effet demandé soit produit.

M. Bouchard prescrit huit bains par jour. La température initiale du bain est de 2° inférieure à la température centrale du malade ; on refroidit insensiblement l'eau d'un dixième de degré par minute, jusqu'à 30°, jamais au-dessous.

Le bain froid agit d'une double façon : sur le système nerveux qu'il tonifie et soutient par une action toute spécifique, et sur l'infection typhique elle-même qu'il combat directement.

M. Winternitz (2) a démontré, en effet, que l'application de l'eau froide doublait et triplait le nombre des leucocytes chez l'homme. Or on sait que la leucocytose dans les maladies infectieuses est un processus favorable, puisqu'elle prépare la phagocytose : l'eau froide en augmentant les moyens de défense de l'économie agit donc directement contre la maladie ; elle doit diminuer les sécrétions microbiennes et par suite s'opposer à l'intoxication des centres.

(1) Brand, *Die Wasserbehandlung der typhozen Fieber*, 1877.

(2) *Société império-royale des médecins de Vienne*. Séance du 3 février 1893, in *Semaine médicale*, 1893, p. 58.

Le bain tiède paraît tenir surtout son action sédative de la lente soustraction de chaleur qu'il produit.

L'hydrothérapie, dont nous faisons le traitement de choix du méningisme typhique, est regardée aussi par MM. Trouillet et Esprit, médecins militaires, comme le traitement héroïque du méningisme de la grippe. Dans un article tout récent sur les « Méningo-encéphalopathies de nature grippale (1) », ces auteurs s'expriment ainsi : « Le traitement le plus efficace dans les cas graves, c'est-à-dire dans ceux où l'atteinte des centres nerveux est portée à un haut degré, c'est l'emploi systématique de bains tièdes prolongés, à la température de 30°, ou de bains à 25°, renouvelés toutes les trois heures et d'une durée de dix à dix-huit minutes, associés à l'application d'une vessie de glace sur la tête et à l'usage de l'antipyrine. Le drap mouillé peut aussi, parfois, rendre des services. »

A côté de l'hydrothérapie, traitement de fond, quelques médicaments seront utilement donnés contre les principaux symptômes. Le chloral à la dose de 1 à 2 grammes, l'antipyrine à des doses de 3 à 4 grammes, la morphine, seront dirigés contre les phénomènes de douleur et d'excitation. En vue de l'élimination des toxines, on aura recours au régime lacté, à la caféine en injections sous-cutanées, aux laxatifs. Les révulsifs soit locaux (vésicatoires cantharidiens ou au chloral dans le cas d'albuminurie), soit généraux (calomel à doses fractionnées) auront aussi leurs indications.

Si cette thérapeutique est énergiquement et opportunément appliquée, le pronostic sera relativement favorable. Sans doute l'imprégnation des centres par les toxines peut égaler en gravité les lésions inflammatoires véritables, cependant il est certain qu'il s'agit là d'altérations moins profondes et plus

(1) *Semaine médicale*, 24 avril 1895.

accessibles à une modification thérapeutique. Le bain froid en augmentant la leucocytose et en tonifiant les centres agit doublement contre le méningisme typhique. Il nous paraît appelé à faire évoluer le plus souvent la maladie vers la guérison.

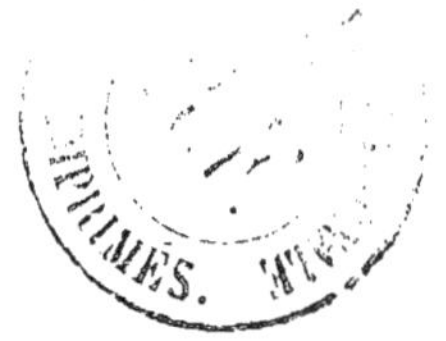

CONCLUSIONS

On peut observer au cours de la fièvre typhoïde un syndrome simulant à s'y méprendre les méningites cérébrale ou cérébro-spinale, que nous appellerons, avec Dupré, *méningisme typhique.*

Les éléments symptomatiques de ce méningisme sont plus caractéristiques par leur association, leur ordre de succession et leur enchaînement que par leur nature même.

Aussi le diagnostic est-il très difficile : il doit être fait, entre autres maladies, avec la méningite vraie, — le méningisme hystérique souvent provoqué par la fièvre typhoïde, — la méningite tuberculeuse développée au cours de la fièvre tuberculeuse, etc.

L'hydrothérapie froide et tiède est le traitement par excellence du méningisme typhique. Son emploi opportun emportera nn pronostic souvent favorable.

www.ingramcontent.com/pod-product-compliance
Lightning Source LLC
LaVergne TN
LVHW050426160826
845677LV00002BA/563

9782329694313